筋肉革命95

酒向正春

何歳からでも実現できる
95歳で当たり前に歩いて
楽しむ人生を

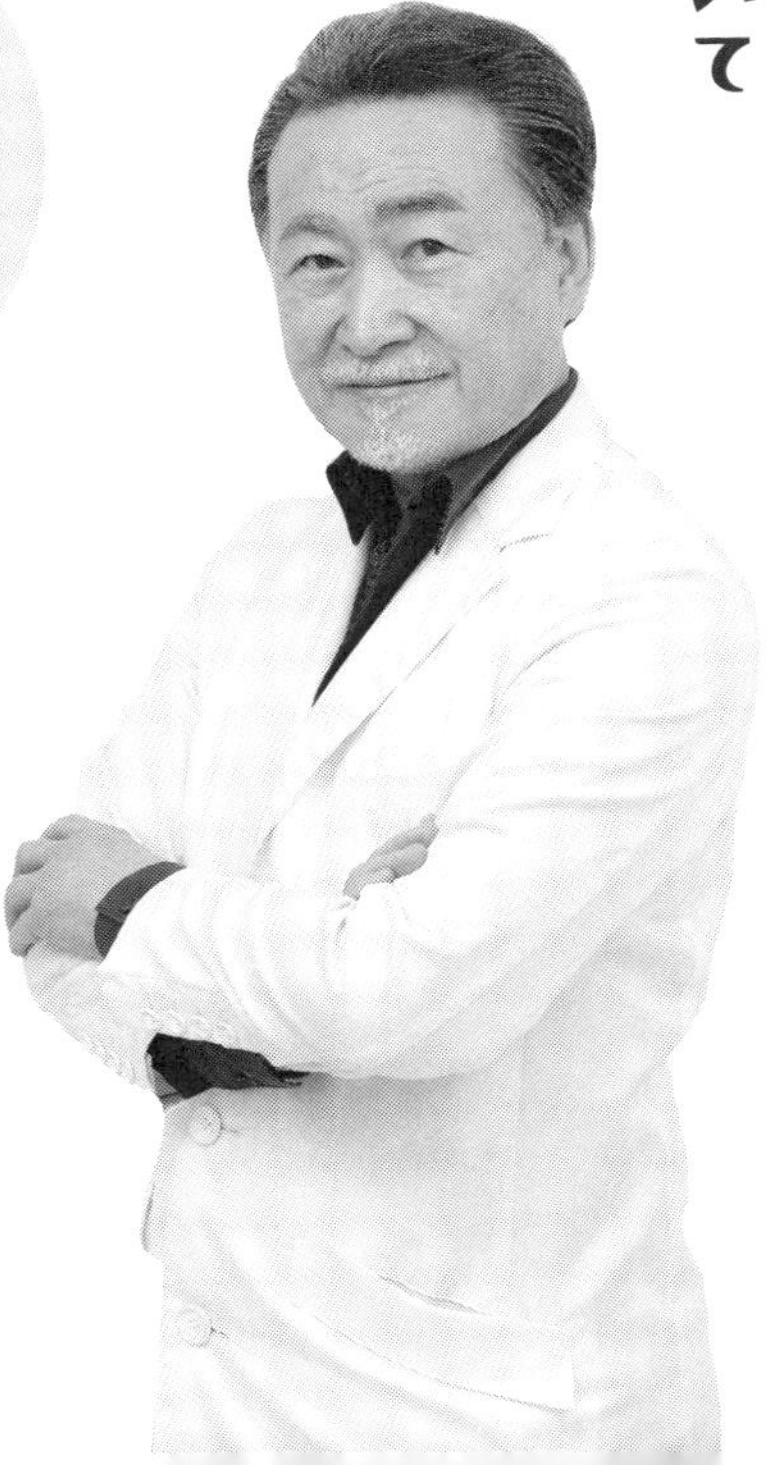

目次

目次

序章

人生100年時代を幸せに生きるのに必要なこと

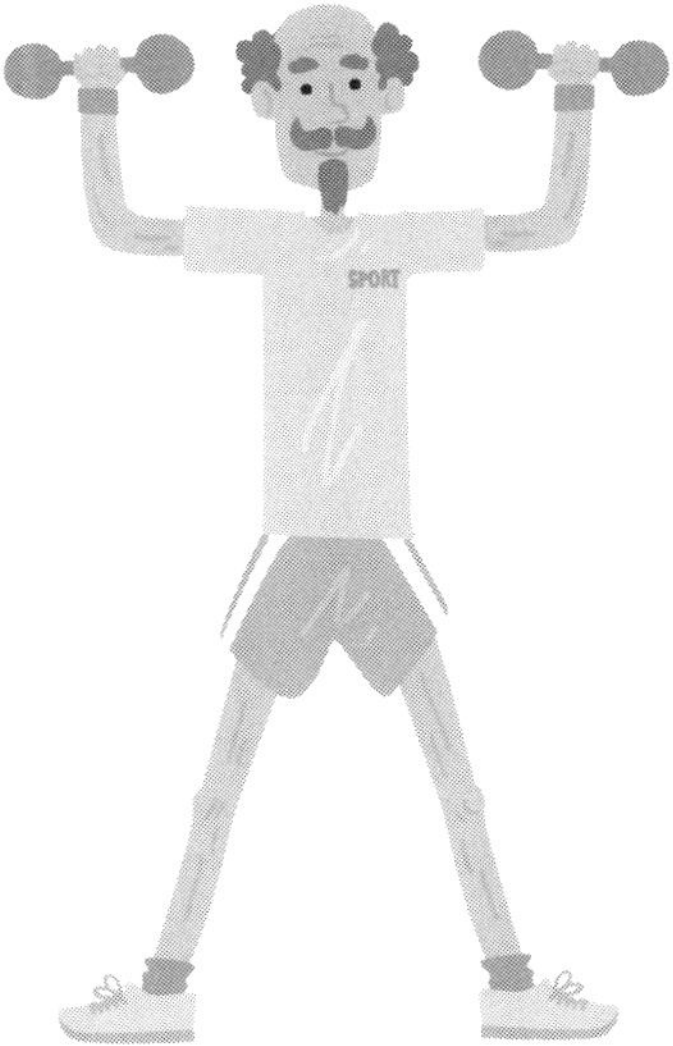

人生100年時代にむけて必要なこと

人生100年時代になりました。私は103歳までは生きて、楽しむつもりです。それはやりたいことがあるからです。やりたいことがあると、人生は楽しくなり、気持ちよく生きたいと思えるようにもなり、人の笑顔をみて幸福感を感じることができます。しかし、現実の健康寿命は男性73歳、女性76歳といわれています。30年間が不健康寿命になるのはとても困ります。

本当にやりたいことができる人生100年時代を送る身体づくりが必要です。世界一の超高齢社会の日本は、働きたい人は80歳でも8割が就労でき、95歳でも非介護となる高齢社会を実現して、世界に広める役割があります。

そこで、本書では健康寿命が終わる原因となる脳卒中、認知症、高齢による衰弱を防ぐ方法をわかりやすく説明したいと思います。その基盤が「筋肉革命95」です。脳神経外科、脳卒中、認知症、リハビリテーション科の専門医・指導医として、40年近く多くの患者さんを治療してきた経験から、わかりやすく科学的に解説していきますので、楽しんでください。

日本の幸福度が低いのは本当なのか

世界幸福度ランキングで毎年トップにランキングされるのは北欧です。私は１９９７年から２０００年までの3年間、デンマークのオーフス大学病院で働いていました。デンマークは質素で素朴な自然が豊かな国でした。デンマーク人の友人は、「正春（マシャハル～と発音されます）は日本という凄く成熟した国で生まれて、本当に幸せだな。日本人は勤勉で優しいから、世界中どこに行っても愛されて、尊敬されるよ」といつも言われました。このため、現在の日本が世界幸福度ランキングの50位あたりであることがいつも不思議で仕方ありません。デンマークの友人たちは、今でも「正春は日本人で幸せだよ」といってくれます。その日本の魅力と力も本書で伝えたいと思います。

楽しくなる脳内物質の分泌を保つ

では、幸せになるために必要な気持ちいいこと、楽しいことは何でしょうか。私の専門は脳科学です。医師、医療としては、脳神経外科治療、脳卒中治療、リハビリテーション科治療、認知症治療の専門医・指導医でもあります。幸福感を脳科学で考えると、まず脳内物質の分泌を考えます。

たとえば、低下することでパーキンソン病になるドーパミンは有名です。私たちが快感や喜びを感じるとドーパミンが分泌されます。このため、いつも適度なドーパミン分泌を保つことが必要です。

一方、「幸せホルモン」といえば、セロトニンです。セロトニンは心の安定を保つのに欠かせません。しかし、セロトニンの量が足りていない人が多くおられます。セロトニンは幸福感や満足感を作り出すのに必要なのです。このため、セロトニンの分泌が低下すると、うつ、めまい、イライラ、片頭痛、自律神経失調症、不安症、肥満症を生じます。

セロトニンはドーパミンを抑制して脳の興奮を抑えることで、心身をリラックスさせる作用があります。これらの脳内物質は相互作用を持ちますが、勝手に調整してくれます。しかし、その自動調節ができない状態になると、専門医治療が必要になります。本書では、これらの脳内物質が低下しないために必要な「脳筋連関」の促進方法を説明します。

自分が気持ちいいことを見つける

気持ちいいことは個人差があります。まず、心身が健康なこと、リラックス時間を管理できること、気持ちいいと感じる時間を持てることが基盤です。その上で、次の5つが気持ちいいと感じる時の代表です。

一つ目は、適度な飲酒です。理性を抑えるので解放感が得られて、他人への共感が増えるからです。

二つ目は、好きなものを食べる時です。美味しいものを少しでも食べると幸せな気分になります。日本には四季に育まれた最高の食材があります。このため、日本の食文化は独自に良質な発展を遂げました。今、世界中の人が日本の地方料理を求めて来日します。そして、驚かれるのが値段です。「このクオリティーの料理を母国で食べると1万円はします。日本では１８００円です。なんで、こんなに安いのでしょうか」と多くの人が口にします。私たちはこの世界的な価値観を共有して、地方を盛り上げる必要があります。

三つ目は、スポーツです。つまり、筋肉運動の時です。こちらも個人差はありますが、適度に身体を動かすと気持ちいいです。これは脳内物質のエンドルフィンが分泌されて幸福感が生じるからです。運動初期には身体が苦しくて脳がストレスを感じますが、エンドルフィンの分泌がストレスを気持ちよさに変えてくれます。この筋肉運動による「脳筋連関」が本書の核なのです。

四つ目は、買い物をする時です。欲しいものを探している時や手に入れた時は気持ちよくなります。このように欲求を感じる時や満たされた時にドーパミンやエンドルフィンが分泌されて、気分の高揚や幸福感が得られます。日本では非常に良質なものが世界的には安価で購入できます。このため、世界中の人が日本に買い物に来ています。旅費を払って日本に来ても、本国で買うより良質なものが安く買えるからです。そして、世界中の人が日本で気持ちよくなり、「日本は素晴らしい国だ」といって帰国します。

五つ目は、セックスの時です。愛する人に必要とされる承認欲求が満たされるからです。相手を思いやり、敬意を持って奉仕したいという気持ちがあるので、気持ちよくなれます。このため、孤立すると幸福感が得られにくくなります。

これらの気持ちいいことには、時間を作ることが必要で、上手にお金をかける必要もあります。そして、気持ちよさを向上させるコツは、我慢をすることです。何でも簡単に手に入ると幸福感が低下します。そう、計画が必要です。適度に自分へのご褒美として気持ちいい欲求を満たす計画が人生を豊かにします。自分自身の気持ちいいことを見つけて、計画的に最高の人生を楽しみたいですね。

三大欲求を失わない身体づくり

人間脳の三大欲求には、生きたいという安全欲求（食欲、性欲、睡眠欲、防衛欲など）、関わりたいという仲間欲求（喜・怒・哀・楽・恐・嫌の衝動的感情などで群れる母性本能など）、成長したいという目的欲求（認知、言語、学習、把握、創造などで内省する未来的思考能力など）があります。ところが、病気や加齢で認知症が進行していくと、目的欲求がなくなり、仲間欲求も低下して、ついには安全欲求や生命欲求もなくなります。人の原点である三大欲求を失わない身体づくりが必要です。

認知症リスク９要素

認知症のリスクを高める９要素を紹介します。医療的要素が６項目で、非医療的要素が３項目です。医療的要素は、高血圧、肥満、糖尿病、聴覚障害、うつ病、喫煙です。非医療的要素は、運動不足、教育不足、社会的孤立であることがＬａｎｃｅｔ２０１７で証明されました。このうち、肥満、糖尿病、高血圧、運動不足は、本書のサコーメソッド（酒向メソッド）を実践することで予防できます。さらに、サコーメソッドを実践するパーソナルジムを利用することで、社会的孤立、教育不足、うつも予防できます。何もせずに認知症になっていくのではなく、サコーメソッドを実践して認知症を予防していくことが大切です。

人それぞれの楽しみを持ち続けること

楽しむことは、個人差がとても大きくなります。昭和時代の男の楽しみは、「飲む・打つ・買う」でした。しかし、継続するには月10万円程度はかかり、高コストな娯楽でした。このため、バブル崩壊以降の平成時代に、1997年以降は徐々に娯楽ではなくなりました。これにかわり台頭したのが、パソコン、スマホ利用によるインターネットの楽しみです。

現在の楽しみを簡単にまとめると、①趣味・娯楽、②学び（生涯学習）、③挑戦（チャレンジ）、④生活スタイル・整理整頓、⑤飲食・飲酒、⑥旅行、⑦スポーツ、⑧芸術・アート、⑨デザイン、⑩読書・映画・音楽鑑賞などの10項目といわれます。人がなんらかの楽しみを持っていることは、生きていく上でとても大切です。一時的でも楽しんで幸せになれる時間が、毎日に元気と癒やしをくれます。一方、人が最も楽しいと感じる時は、誰かが喜んでくれることを実現できた時が多いようです。人は自分自身のことで喜ぶより、誰かが、特に自分が大切に思う人が喜んでくれる顔を見ることが最高に幸せだと感じる生き物なのです。

すなわち、誰かに楽しんでもらう活動や行為を実践することが、楽しく生きる秘訣になります。それには100歳を越えていくつになっても、自分の身の回りのことは自分で行えて、自由に歩けて好きな所へ行けること、自分が好きなように活動できることが必須になります。80歳代でも働きたい人は就労できて、95歳まで介護もいらずに１００歳以上の人生を迎える準備が必要な時代になりました。では、病気やけが、認知症、加齢による衰弱を予防するために、どうすればいいのでしょうか。

「脳筋連関」が衰弱予防の基本

脳卒中や認知症、加齢による衰弱を予防するメカニズムの基本は、健康な筋肉状態が健康な脳機能と連関する「脳筋連関」にあります。高齢者においても、健康な筋肉機能を保った身体は、各種のホルモンなどを通じて、健康的な骨機能と脳機能を維持できます。この健康的な「脳筋連関」を促進する方法がサコーメソッドです。

筋肉を鍛えると、筋力や体力と、バランスや関節可動域を保つことができ、90歳以上で始めても筋肉は向上することがわかっています。さらに、糖尿病や高血圧症、脂質異常症（高脂血症）、肥満症を軽快したり、予防することができます。筋肉トレーニングによる筋肉強化と重力荷重により、全身の骨も強化されて、骨粗鬆症や変形性関節症、変形性脊椎症を予防できます。特に、下半身の筋肉を強化することが大切で、転倒しない身体づくりができます。また、転倒しても骨折しにくい身体を作れるのです。こうして、虚弱身体が改善されて、健康を保てるのです。その結果、自由に活動できる身体が獲得できるので、社会的孤立を防げます。さらに、他の人との交流や新しい学びを意識的に継続することで、脳萎縮の進行を防ぎ、認知症の予防につながります。これらの流れはサコーメソッドを実践するパーソナルジムに通うことで、他の人とも交流できて、自分の健康や身体づくりを支えて喜んでくれる人がいることが楽しくなり、知らぬ間に社会的孤立が防げます。その方法を楽しみに読み進めてください。

いじめと交通事故で人生が激変した

私は1961年に愛媛県宇和島市で生まれました。そして、一度命を失いかけました。中学1年生の時でした。なんと、クラスの大半の男子生徒からいじめられました。16対1のいじめでしたので、毎日がつらかった。その時に、交通事故で左大腿骨骨幹部の複雑骨折を負い、4ヵ月ほどの入院治療を受けました。松葉杖で復学した時は、既に中学2年生になっていました。その時、奇跡が起こりました。私をいじめていた男子生徒がだれ一人いないクラスになっていたのです。このクラス替えには恩師である神崎克彦先生のご苦労があったのだと思います。

しかし、中学2年生の勉強は全くわかりません。ただ、不自由な私を新しいクラスのみんなが気にかけてくれたので、とても穏やかで楽しい中学時代を送れました。また、不自由で虚弱な身体だったので、遊びまわることができませんでした。このため、机に向かって勉強していると家族が驚きました。そのうちに、勉強する時間が苦ではなくなりました。気がつくと成績が学年で3番になっており、「酒向は頭を打って、頭がよくなった」という伝説が母校にできました。

そう、交通事故が私の人生を劇的に変えてくれたのです。「人間万事塞翁が馬」が人生訓となりました。そして、一度死にかけた命なので、なんにでもノーガードで勝負する姿勢が身に付きました。

脳神経外科医としての視野を広げた結果

1987年に愛媛大学医学部を卒業して、脳卒中治療を専門とする脳神経外科医になりました。脳を治療できる脳神経外科医の仕事はとても誇らしく、魅力的で手術に没頭しました。しかし、今の場所でずっと仕事をすることで、自分が錆びてしまいそうで、怖くなりました。そこで、世界トップレベルの場所で働きたいと考えて、恩師に留学の機会をいただきました。1997年から脳科学に専念するため、デンマーク国立オーフス大学脳神経病態生理学研究所に3年間赴任しました。そこで、世界的なビッグボスAlbert Gjedde教授の下で、脳卒中研究班のリーダーを任せていただき、視野が日本から世界の脳神経科学に拡がりました。2000年に帰国したあと、2004年に病気の治療以上に人間力を回復（人間回復）させる治療をしたいと考え、脳科学を基盤にした脳リハビリテーション医に転向しました。

脳リハビリテーション医として人間回復治療、それが予防に向かわせた

その後の約20年間はリハビリテーション医療を基盤に、脳卒中専門医、脳神経外科専門医、認知症専門医の治療的視点から、約2万人の患者さんに人間回復するリハビリテーション治療を行いました。できるだけ多くの患者さんを治療したいとの思いはありますが、直接治療をするご縁をいただいた患者さんは2万人に過ぎません。現在も全国から治療依頼があることは、大変ありがたく思っています。私の武器となる科学的治療の柱は、脳の病態生理学的画像診断と包括的再発予防治療です。脳神経外科医時代の17年間で、約20万人の脳画像診断を行った治療経験から、脳画像からその人の脳神経機能の状態や予後を予測することができるようになりました。特に脳画像診断力が私の「攻めのリハビリテーション」治療による人間回復治療の基盤となっています。

ありとあらゆる障害を負った患者さんを治療して、その後の人生に寄り添ってきた現在だからこそ、脳卒中、心臓病、肺炎、変形性関節症、がんなどの病気やけが、認知症、高齢衰弱などの予防がとても大切だと感じています。１００歳以上で、立派で満足いく老衰期を迎えるために、「筋肉革命95」の必要性を説明したいと思います。

「プロフェッショナル～仕事の流儀～」で「攻めのリハビリ」が代名詞に

沢山の患者さんの治療を担当した結果、２０１３年に「ＮＨＫプロフェッショナル～仕事の流儀～」第２００回で、「希望のリハビリ、ともに闘い抜く　リハビリ医・酒向正春」として特集され、「攻めのリハビリ」という治療の代名詞をいただきました。また、ライフワークはまちづくりです。これは障害を負った患者さんが自宅退院した後に、社会参加して社会貢献できる屋外環境を作るためでした。初台・山手通り、二子玉川、富山市、練馬区・大泉学園でまちづくりを実践しています。国土交通省では２００８年より6年間の健康・医療・福祉のまちづくり委員会と健康医療福祉によるコミュニティ再生の委員会を行い、２０１４年に「健康・医療・福祉のまちづくりの推進ガイドライン」を策定しました。これらの活動は「健康医療福祉都市構想」と呼ばれています。障害を負っても、自宅に閉じこもらずに、社会参加して、何らかの社会貢献をすると、生き甲斐を持てて幸せになれます。自宅から出られない障害がある場合は、リモートで社会貢献できる環境も整ってきました。生き甲斐、居場所、役割づくりの環境を全国に地域整備するのが医療福祉の大切な役割だと思います。

高齢化社会に最も影響を与えるリーダーとしてASIA TOP10に認定

２０２４年にシンガポールのAgeing Asia（エイジング・アジア）という団体から、高齢化社会に最も影響を与えるリーダーとしてＡＳＩＡ ＴＯＰ10に認定されました。選出の連絡が届いた時は、新手の詐欺かなとも思いました。認定理由は3つでした。「攻めのリハビリ」治療を確立したこと、障害後に看取りまでの一生を支える地域リハビリテーション連携を構築したこと、そして、健康医療福祉都市構想という社会参加できる都市環境整備を実践したことでした。日本以上に、高齢社会へのイノベーションという切り口で世界を評価する国があることに驚きました。同時に、高齢社会へのイノベーション自体がアジア貢献、世界貢献につながる現実も知りました。アジアに初めて出てみて、広く世界貢献、アジア貢献を加速しなくてはならないと痛感しました。

そのヒントが人間回復の治療の源にありました。すなわち、脳卒中や骨折や大病、また、大きな手術で弱ってしまった患者さんを改善する今までの治療や医療・介護だけでなく、高齢者が脳卒中や骨折や大病をしないように予防する技術と体制を確立することが、世界貢献できる日本の役割だと確信しました。「筋肉革命95」を高齢社会の老化改善の解決策として、アジアに拡げたいと思います。

ヘルシーエイジングで気持ちよく、かっこよく

ヘルシーエイジング治療が注目を集めています。その治療は3つのステップが一般的です。①病気の治療をガイドラインに沿って行う、②積極的な検査で全身状態を評価する、③各種のサプリメントや幹細胞上清液・高濃度ビタミンCなどの点滴治療を行う、です。この高額な治療により、より高い健康状態が維持されるといわれます。しかし、この治療により、筋肉量は増えるのでしょうか。筋力と体力は増えるのでしょうか。関節可動域は拡大するのでしょうか。バランス、骨機能、認知機能は向上するのでしょうか。

私たちはヘルシーエイジングのためには、筋肉、骨、脳などの身体に直接働きかけるアプローチが必要と考えています。身体づくりは受け身ではできずに、楽でもありません。身体づくりは一人一人に応じた努力が必要になりますが、身体が確実に変わりますので、痛みや疲労感が

なくなり、気持ちよくなります。そして、少しでも楽に身体づくりをするために、パーソナルジムを選択できます。適切な評価とトレーニング、そして、結果を出すためです。高齢者が気持ちよくなり、かっこよく生きていくためには、心身が健康であることが大前提になるのです。

年代別死亡者数を「筋肉革命95」で非介護を保つ

今の日本では、年齢別の死亡数が最も多いのは、男性88歳、女性92歳です。一方、健康寿命はおおよそで男性73歳、女性76歳です。平均寿命は男性82歳、女性88歳です。

この現状を考えると、今後は80歳までは緩やかに就労を継続して、95歳までは介護状態にならない非介護対策が世界に先駆けて必要です。その対策が、80歳で60歳代、90歳で70歳代の筋肉を目指す「筋肉革命95」になります。筋肉、骨、脳は連関しており、「脳筋連関」がります。健康寿命を20歳伸ばすために、サコーメソッドを実践して、「脳筋連関」を促進することで、95歳以上まで非介護を保ち、気持ちよく楽しく生きていきましょう。

私は103歳でもリハビリテーション医療の活動で社会貢献が実践できることを自ら証明したいと思います。

第1章

現在の高齢者における健康の自然経過

なぜ95歳で非介護を保てないのか？

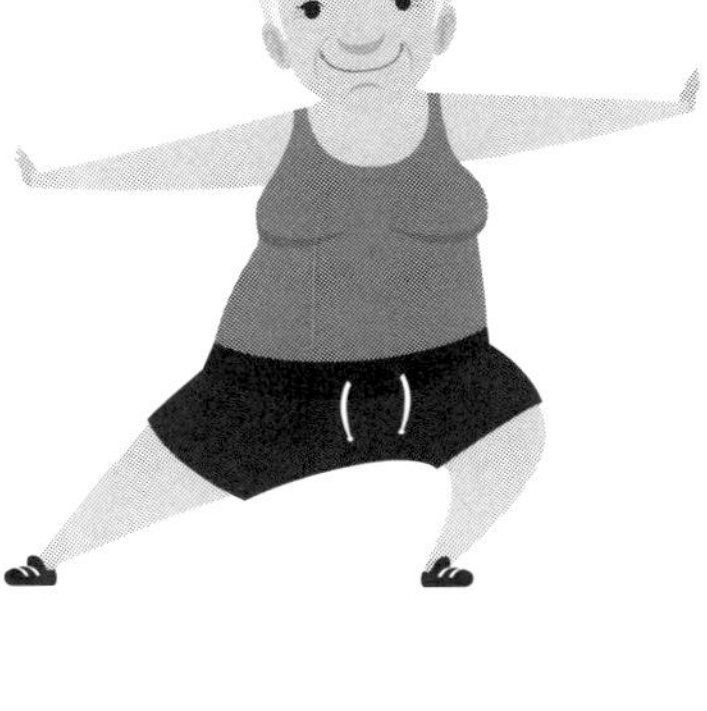

まず、一般的な8人の高齢者における健康の自然経過を紹介します。生活習慣病、脳卒中やがん、認知症、けがや高齢による虚弱がどのように進行したかを学んでみてください。

すると、95歳で介護となる経過が理解できます。その上で、どうすれば、95歳で非介護を実現できるか、80歳で就労を継続できるかを一緒に考えましょう。さまざまな病気やけがを経験しながら、楽しく明るく人生を送っている人、認知が進んでしまう残念な人、その境はどこにあるのかを考え、自分のこととして認識するきっかけにしてください。

Aさん：83歳男性　糖尿病による大腿切断を乗り越えて

高校や大学時代は体育会系の部活を頑張り、全国大会の地区予選にも出場しました。体力には自信があったので、就職してからの30年間は会合続きでした。40歳代には体重が20歳代より20kg増えて80kg台になりました。50歳代で、高血圧症、糖尿病、脂質異常症と診断されましたが、軽症でしたので、放置しました。60歳代で、転倒して膝を打撲してから、膝の痛みが持

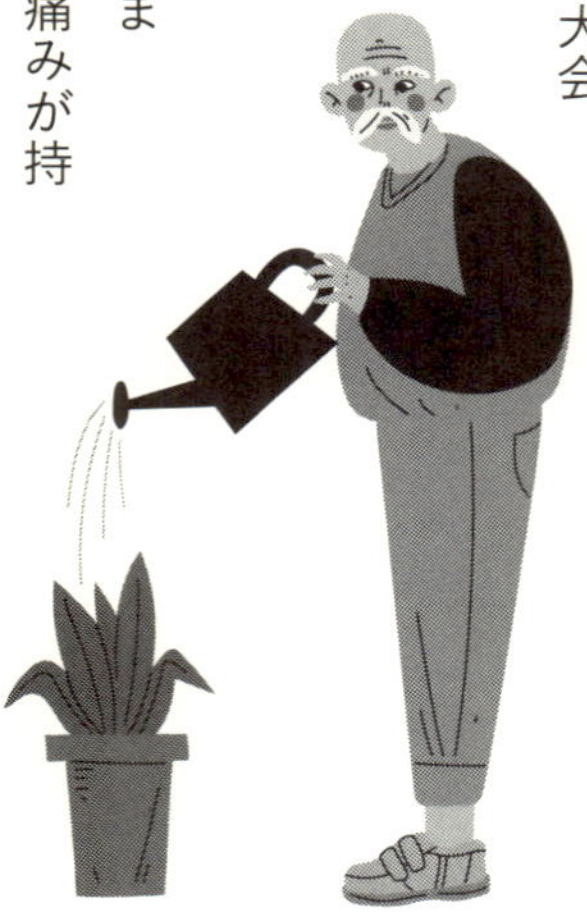

続して、歩くのがおっくうになりました。このため、定年後は自宅に籠ることが増えました。70歳代で、腰も痛くなり、ほとんど外出をしなくなりました。80歳代で、足が痛くなり、その足先が黒くなったので、病院に行くと、糖尿病による動脈閉塞と診断され、大腿切断となりました。

大腿切断後に、当院にリハビリテーション治療目的で紹介入院となり、義足を作製して、「攻めのリハビリ」治療で杖なしで歩けるようになりました。また、糖尿病も筋肉運動を強化したことで、インスリンを中止できました。筋肉強化運動の習慣をつけて、食事や生活リズムを管理することで、患者さんは糖尿病が改善することを納得できました。義足での生活で独居自宅退院され、再発予防も継続しています。糖尿病による認知症がでると、一人暮らしや病気の管理が難しくなります。自分の家での暮らしを続けたいので、認知症を予防する必要性も実感され、親しい友人との交流を再開されました。医療保険で3ヵ月間の外来リハビリテーション通院後に、通所リハビリテーション（デイケア）に通い始めました。「筋肉強化運動で糖尿病が治療できることを知っていたら、脚がなくなる前に、筋肉トレーニングを覚えたかったよ。でも、歩けるようにしてくれて、ありがとう。毎日、楽しく過ごせるように頑張るよ」と笑顔で話されました。最近は90歳以上の患者さんでも、大腿切断術後に義足を装着してひとりで歩けるようになりますので、高齢で切断されても、歩くのをあきらめないでください。

Bさん：70歳代後半男性　計画的に人生を楽しみたいからトレーニングを持続

もともと文科系で、運動は苦手でした。食べるのが大好きで年々体重が増加しました。50歳代で、メタボリックシンドロームと診断され、軽度の高血圧症、脂質異常症、糖尿病と診断されました。少しでも運動しようと思い、職場への通勤時に最寄り駅の1つ前の駅で降りて1km以上歩く生活に変更しました。60歳代の定年後には、自分では運動できないと自覚して、パーソナルジムに通い始めました。初めは軽い筋肉痛が起こりましたが、その都度、徐々に体が引き締まるのを実感できました。70歳代前半では、家に籠らないように、自治会の活動にも参加し始め、奥さんとのウォーキングやパーソナルジムを継続しました。太り気味ではありますが、内服薬を規則正しく飲んで、血圧、血糖、コレステロール値も正常域を保てています。70歳代後半で、

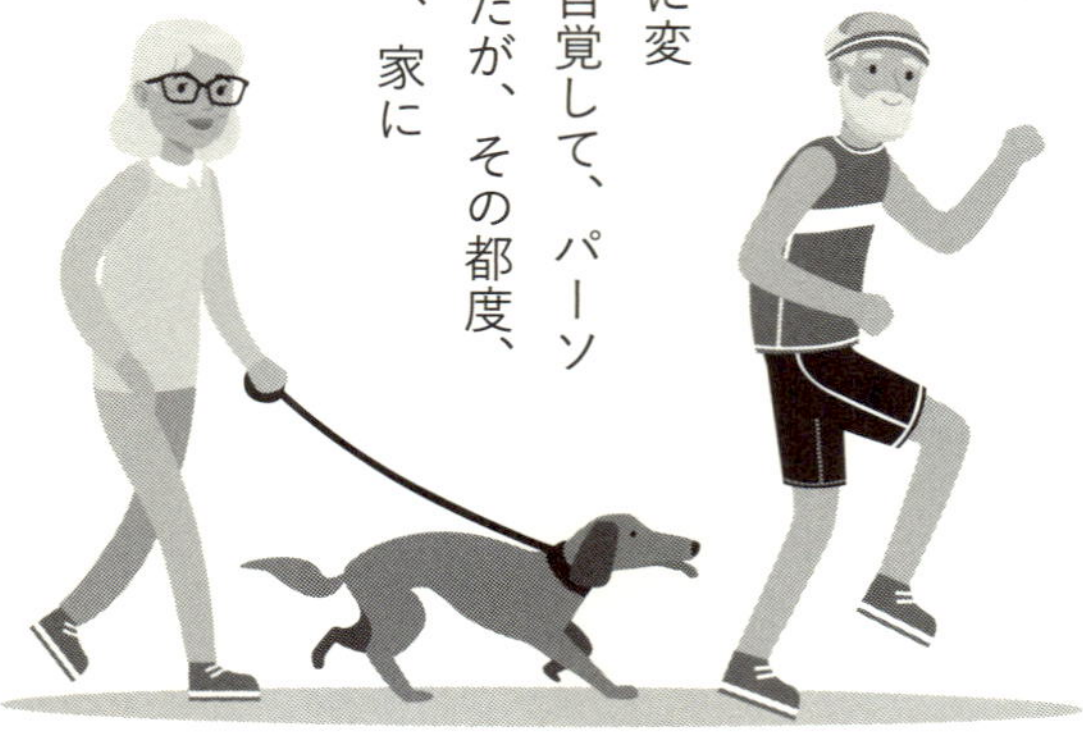

認知症や関節痛もなく、友人や奥さんとの定期的な旅行を企画して、孫との遊びと趣味を楽しまれています。

脳萎縮で認知症になることが心配だとの思いで、当院に来院され、脳ドックのＭＲＩを施行しました。脳動脈や頸動脈は軽度の動脈硬化を認める程度でした。脳画像では加齢性脳変性や脳萎縮を年齢相応に軽度認める程度で、脳卒中の既往はありませんでした。明らかな認知症の兆候もなく、ＭＲＩの結果を安心されていました。「今後も、妻や友人たちとの旅行や遊びを楽しみたいので、妻と一緒にパーソナルジムでのトレーニングは一生続けるよ。脳ドックは２～３年おきに来るから、よろしくお願いします」と言われました。奥さんと一緒にパーソナルジムでのトレーニングを一生続けることは、御夫婦の最高の健康対策であることを改めてお話ししました。

Cさん：80歳男性　腰部脊柱管狭窄症術後（馬尾症候群）にリハビリで自宅生活に

もともと病気がちでした。30歳代で肥満症と言われ、40歳代で、高血圧症、糖尿病、脂質異常症、脂肪肝と診断されましたが、治療は希望しませんでした。50歳代で、疲れが取れなくなり、生活習慣病の内服薬は開始しましたが、運動はしませんでした。60歳代で、脚の衰えを感じて、定年後には外出もしませんでした。体は段々と硬くなり、夜は睡眠がまとまって取れませんでした。夜中にたびたび目覚めるたびにトイレに行き、疲労感がいつも残りました。また、虫歯も進行して、抜ける歯が増えました。しかし、入れ歯は嫌いで、歯がない状態で食べられるものだけですませました。70歳代では、腰の痛みがひどくなり、少し歩いては休んでを繰り返すようになりました。要介護1と認定された後に、転倒して手首を骨折しました。80歳代では、腰痛と下肢痛で歩けなくなり、車椅子を利用し始めました。このままでは、一人暮らしが難しいと感じて、整形外科を受診しました。すると、軽い対麻痺と膀胱直腸障害と診断され、腰部MRIで腰部脊柱管狭窄症による馬尾症候群と診断され、手術治療を受けました。

手術後のリハビリテーション治療目的で当院に紹介入院されました。両側下肢の軽い麻痺（不全対麻痺）と筋肉量低下による筋力とバランス低下を認めて、歩行は困難でした。関節可動域も低下して、体力の低下も明らかでした。しかし、手術で痛みがなくなったことで気持ちが元気になり、下肢の動きも少しずつ良くなり回復してきたので、一人暮らしの生活へ戻ろうと決意を

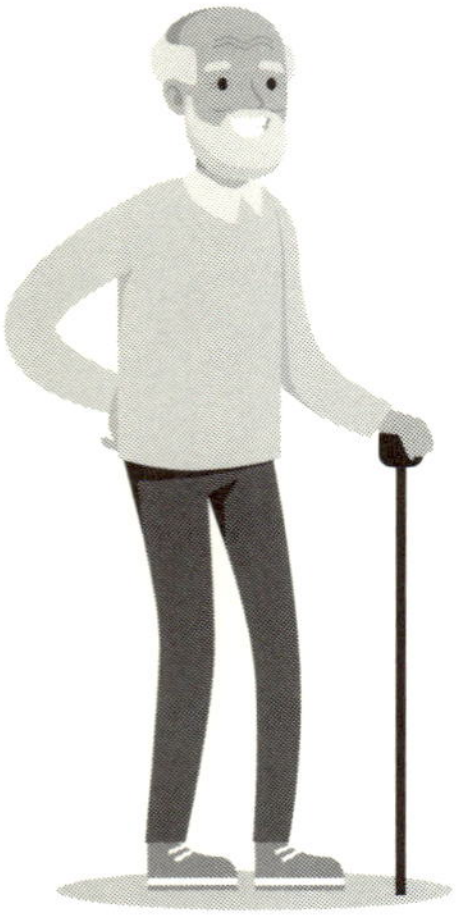

固めました。認知症もありませんでしたので、1ヵ月で何とか自分で歩いてトイレができるようになりました。2ヵ月で病院内の廊下を杖で500m歩けるようになり、階段昇降も1階分を見守りでできるようになりました。3ヵ月で屋外も杖使用で1㎞以上歩けるようになり、3階まで階段も昇り降りができるようになり、独居自宅退院できました。

自宅退院後は、外来リハビリテーション治療を3ヵ月行い、その後はデイケアを続けて、「一生一人暮らしを続けたい」と言われました。さらに、「今まで話し相手がいなかったけれど、ここの外来やデイケアに来たら、自分の体調や健康を心配してくれるスタッフや一緒にリハビリ治療を頑張った仲間がいるので楽しい」と言われました。「本当は歩きにくくなった時に、リハビリや整形外科の治療を受けた方が良かったんだろうけどね。悪くなって困らないと、人間はそこまで考えないし、どうしていいかわからなかったよ。でも、歩けるように助けてもらったんで、これからはひとりで暮らせるように介護保険を使って、頑張るよ」と笑顔で言われました。最近の脊椎手術は90歳以上の患者さんでも成績が向上して歩けるようになりますので、洗練された脊椎外科医の手術は安心して受けられます。

Dさん：60歳代男性　右脳出血術後は血圧と体重を管理

大学を出てから、一般企業に入社し、真面目に働きました。両親は高血圧でした。40歳代に体重が5～10kgほど増えましたが、気にしませんでした。時々、健康診断時に血圧を測ると、上の血圧が160程ありましたが、何回か測ると140まで下がるので気にしませんでした。ある日突然、左の手足が動かなくなって、意識もなくなりました。気がついたのは手術室で、「脳出血の手術をした」と言われました。左の手足が動かなくてショックで、絶望感を味わいました。

脳出血術後に、左片麻痺と高次脳機能障害のリハビリテーション治療目的で当院に紹介入院されました。約6ヵ月間の「攻めのリハビリ」治療で、重度の左片麻痺は残存しましたが、杖なしで屋外歩行と生活関連動作は全てひとりでできるよう（自立）になりました。高次脳機能障害や感情障害も軽快して、自宅退院後1年で新しい職場に復帰でき、新しい人生を再出発しました。もう10年以上経ちます。

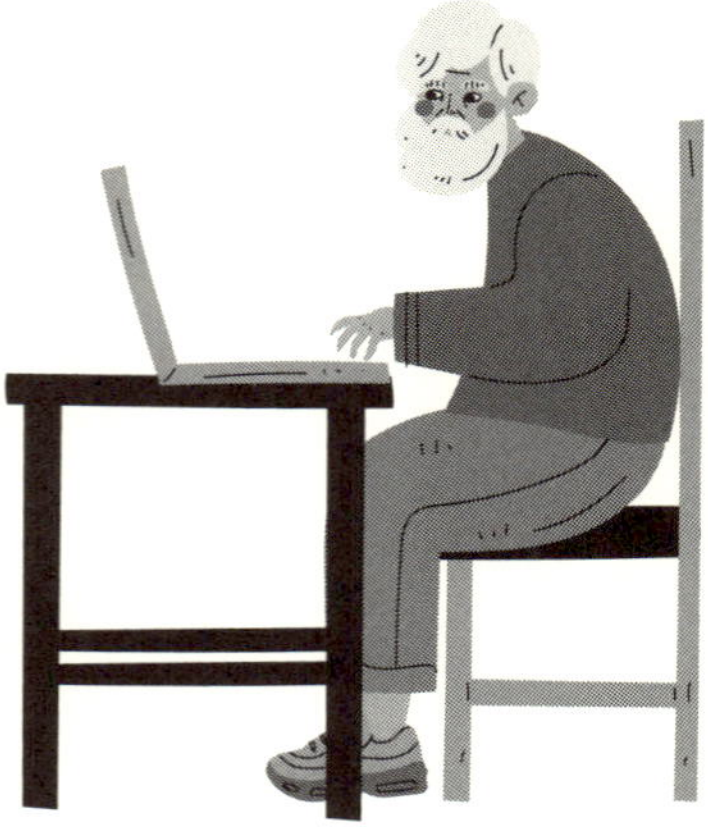

再発予防には、血圧管理が最も重要です。そのために、体重管理が必要です。体重が増えると、必ず血圧は高くなり、降圧剤の内服量が増えます。再発予防の血圧の目安は、上の血圧を１２０以下に保つことです。「助けてもらった命で職場復帰ができました。そして、今、私が社会貢献になってます。できることは少しですが、世の中の役に立てて嬉しいです」と言われます。「血圧を管理するのに、降圧剤の内服だけでなく、体重の管理と筋肉トレーニングで血圧が安定するように心がけています」と、筋肉トレーニングと屋外活動、就労による高次脳機能訓練を楽しく継続されています。

Eさん：85歳男性　大腸がん術後に健康意識を高めて元気に

高校卒業後に、中小企業に就職し、やせ型でしたが、健康で普通に仕事をしていました。50歳代で、サウナやマッサージに行っても、快適さがなくなりました。そこで、会社が紹介してくれた人間ドックを受けると、大腸がんが見つかりました。早期発見のため、腹腔鏡手術で早期治療ができました。この手術後に、健康への意識が高まり、運動と睡眠、食事に気を遣うようになりました。60歳代でスポーツジムに通い始めて、定年後に水泳も始めたところ、睡眠が快適になり、食事も美味しくなりました。70歳代で、普通のスポーツジムでは続かなくなり、パーソナルジムにかえて、身体チェックをしてもらうようにしました。また、山歩きを始めましたが、疲れを感じずに歩けます。80歳代で、がんの再発もなく、検診でも異常なしです。

脳卒中と認知症が心配だと、当院の脳ドックに来られました。年齢相応の脳変性で、明らかな脳梗塞や脳出血痕、脳動脈瘤や脳動脈狭窄は認めませんでした。さらに、海馬は若々しく萎縮をほとんど認めませんでした。「50歳代に大病をした後で、筋肉増強と体力向上を意識しました。生活スタイルを変えたため、今では80歳代でも健康と体力、そして、快適な睡眠が保たれて不安はありません。認知症だけが心配なので、時々、MRIと脳神経の診察をお願いします」と笑顔で話されます。筋肉増強による脳卒中と認知症の予防のお話をさせていただきました。

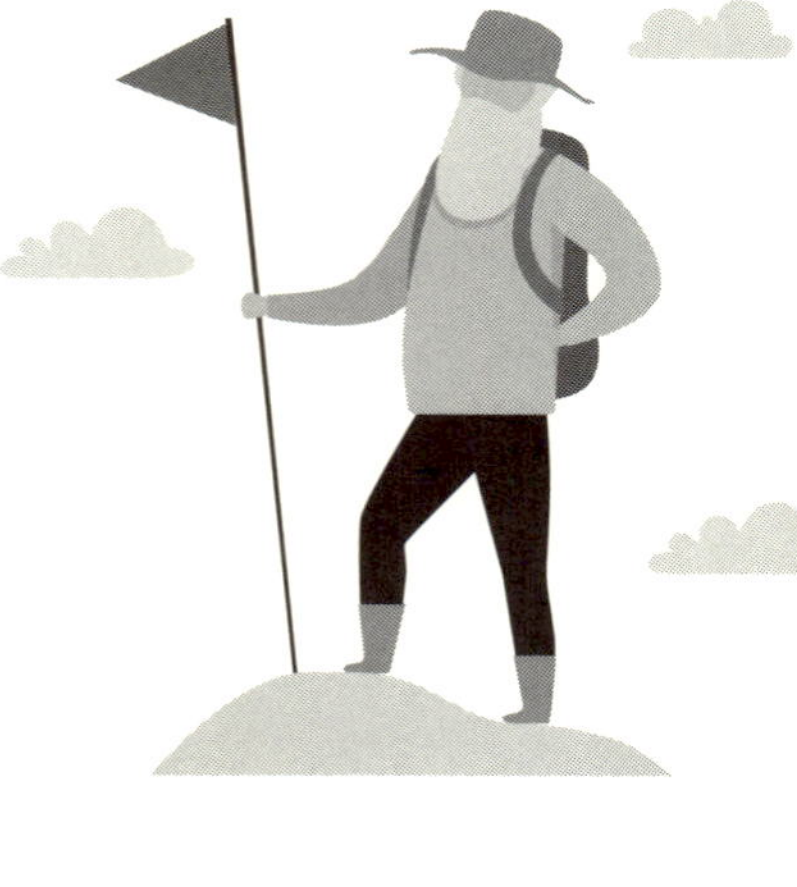

Fさん：90歳代後半女性　大腿骨頸部骨折で人工骨頭置換術後にリハビリでパワーアップ

もともと生活スタイルや食生活にも意識が高く、サプリメントも摂取していました。30歳代で、出産を機に体力が落ちましたが、仕事はなんとか続けられました。たまに通う60分マッサージがとても幸せでした。40歳代で、さらに疲れやすくなり、疲労が取れなくなりました。産婦人科で子宮筋腫が見つかりましたが、経過観察となりました。貧血にならないように、食事に気をつけて、有機食材を使いました。しかし、肩こりや腰痛が持続。50歳代で、更年期障害で体調不良になったため、ヨガを始めました。意識して、玄米食やマルチビタミンもとり始めました。60歳代で、腰痛がひどくなり、長く歩くのがつらくなりました。健診では、骨粗鬆症の疑いと指摘されましたが、放置しました。70歳代で、体重が減少して、脚が細くなり、お尻もしわしわになって、歩行がふらつき始めました。90歳代で、転倒して大腿骨頸部を骨折しました。歩行困難となり、救急搬送され、総合病院の整形外科で人工骨頭置換術を受けました。

人工骨頭置換術後に、歩行障害と日常生活動作障害のリハビリテーション治療目的で当院に紹介入院され

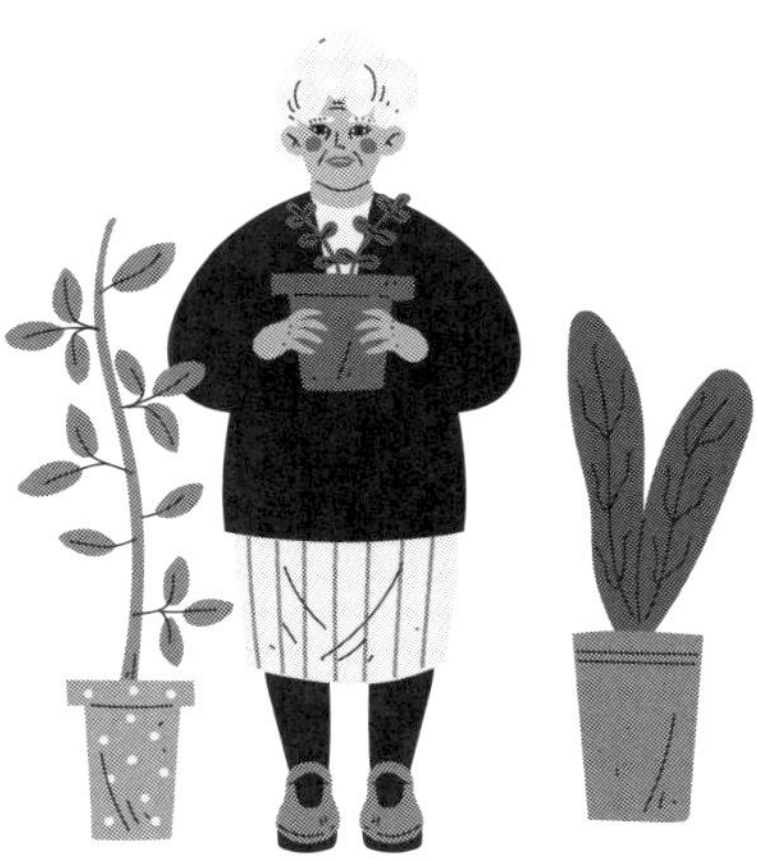

ました。約2ヵ月間の「攻めのリハビリ」治療で、杖を使用して屋外歩行と生活関連動作は全て自立になり、自宅退院しました。転倒する前より、筋肉がつき、歩き方と生活動作がパワーアップしたとご家族が喜ばれました。患者さんも、「リハビリによる筋肉トレーニングで骨折部だけでなく、腰痛もなくなりました。リハビリでこんなに足腰が強くなるとは思いませんでした。もっと早く筋肉トレーニングをしていたら、こんな痛い思いをしなくても良かったのですね。退院後も、足腰の筋肉トレーニングは続けます。一生ここに通院させてください」と、元気に外来リハビリテーション通院をされています。

要介護の患者さんが長期間リハビリテーション治療を続けるには、医療保険でなく、介護保険のリハビリテーション治療になります。通所と訪問のリハビリテーション治療があります。一生にわたり、自由に選ぶことができます。

Gさん：80歳代前半女性　運動嫌いも、活発な交流と筋トレで快適生活

もともと甘いものが大好きで、ダイエットも好きでしたが、運動が嫌いでした。10歳代や20歳代では体重増加のリバウンドを繰り返して、30歳代では20歳代より体重が10kg増加しました。40歳代では、駅の階段がきつく息が切れました。そして、膝が痛むようになりました。50歳で

は更年期障害で体調がひどく変動しました。医師より、ホルモン補充療法と運動療法を指導され、開始しました。食事療法の指導も受け、体重も少し減量できました。60歳代でスポーツジムに通いましたが、続かず断念。友人に勧められて、水泳とウォーキングを始めて、肩こりと腰痛が軽減しました。70歳代で、パーソナルジムに通い始めて筋肉トレーニングを開始して、水泳とウォーキングも速くなり、快適な睡眠がとれるようになりました。また、友人との会話や旅行も活発に楽しめています。80歳代前半でも、家ではスクワットを連続30回、それを毎日3回行う習慣がついて、歩きがしっかりしました。美味しいお肉も意識的に食べています。

認知症が心配で、当院に脳ドックに来られました。脳変性も脳萎縮も年齢相応で、認知機能テストも正常域で安心されました。筋肉強化トレーニングが脳にも有効なお話をすると、「仲良し女子仲間で、自宅でのスクワットやパーソナルジムトレーニングを自慢し合って、『筋トレ熟女会』と呼んでいます。認知症だけが心配なので、時々、脳をみてください。また、来ます。

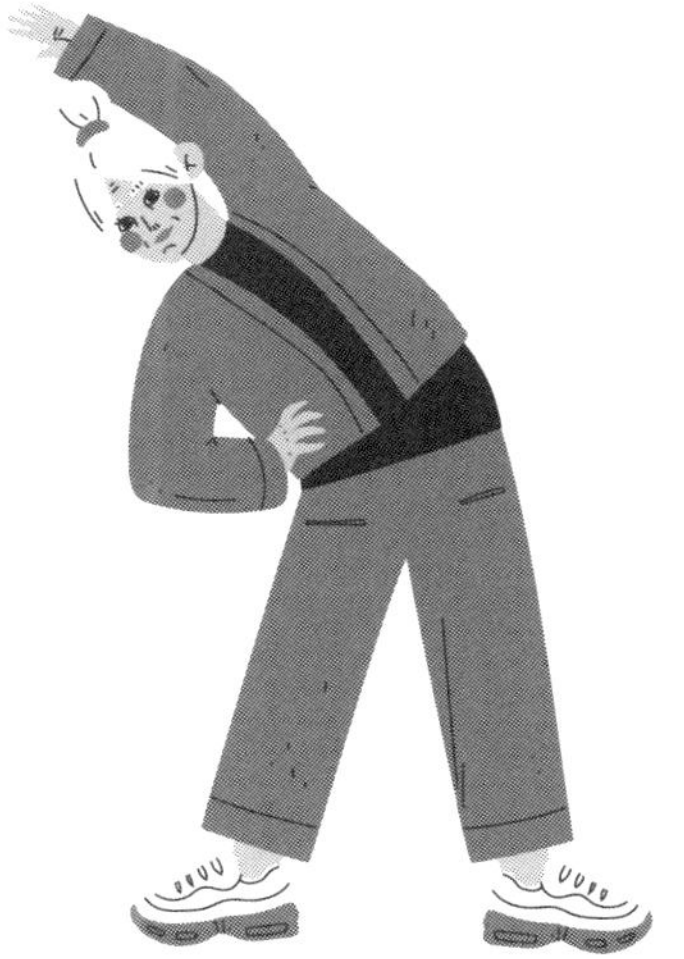

子供たちには迷惑かけたくないので、「頑張ります」と笑われました。

Hさん：77歳女性　認知症と変形性膝関節症で要介護に

美味しいものには目がなく、食べ歩き以外は運動嫌いでした。30歳代で、出産を機に体力が低下しましたが、食欲は増加しました。40歳代で、20歳代より20kgの体重増加があり、軽度の高血圧を指摘されました。50歳代で、更年期障害は軽度でしたが、糖尿病と高コレステロール血症、高血圧症を診断されました。しかし、病院嫌いで内服治療は行いませんでした。60歳代で、膝が痛く、歩くのがつらくて、家に閉じこもるようになりました。また、物忘れや勘違いが増えてきましたが、友達との交流がなく、子供たちとの関わりも薄いため、あまり問題にされませんでした。70歳代になり、被害妄想と取り繕い反応が増え、日常生活に介助が必要になったために、ご主人が困って、近くのクリニックに連れて行くと、血糖値が420でした。血圧は上の血圧が165で、下の血圧は105ありま

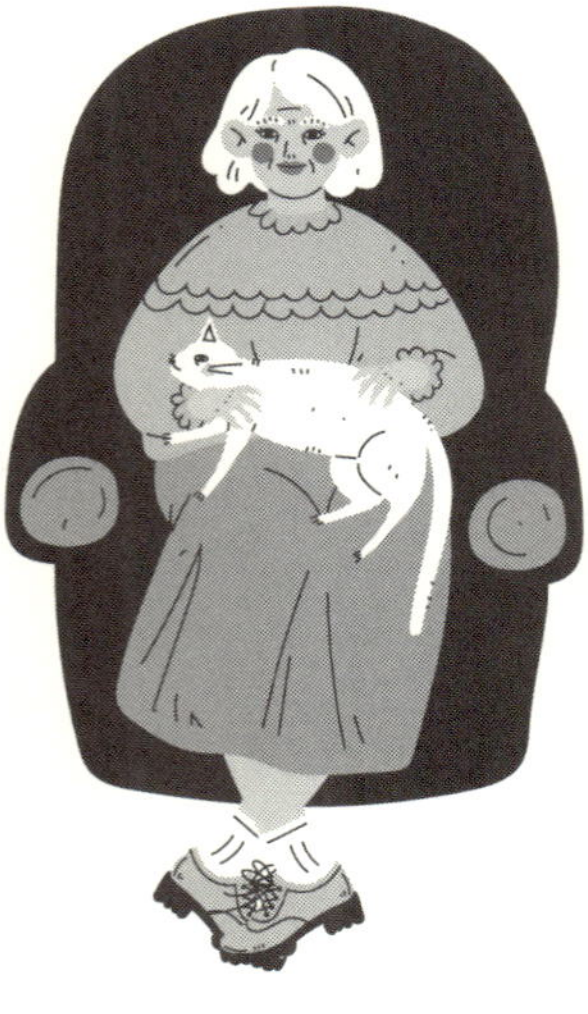

した。医師より中等度に進行したアルツハイマー型認知症と言われ、両膝はひどく発赤腫脹しており、変形性膝関節症と診断されました。

90歳以上でも、重症変形性膝関節症による膝の疼痛は、人工膝関節置換術で改善でき、歩けるようになります。しかし、骨粗鬆症と重度糖尿病があり、中等度のアルツハイマー型認知症があるため、本人は手術拒否でした。ご主人も、認知症と術後合併症も考えると、手術を本人に勧めることができないと言われ、今後の生活介助のために要介護認定を申請しました。患者さんは「私は何も困ることないよ。何でもひとりでできてるから、大丈夫だよ。手術もしないよ。困ることないもん。自宅が一番」と病識はありません。ご主人は「歩くのがおかしくなってきた時だったら、膝の治療も認知症の予防もできたのにな。ほっといて申し訳なかったよ。こいつを一人にはできないので、介護保険で何とかやっていくよ。自宅でのリハビリやヘルパーを頼むよ。医者も家に来てもらうよ。紹介してよ」と言われました。

60歳代で閉じこもりが生じた時に、家族が介入する必要があった症例と思われます。高齢者が困った時は、全国にある地域包括支援センターにも相談ができます。脳卒中や認知症は脳ドックで評価できます。また、痛みや歩きにくさ、動きにくさは、骨と筋肉の異常と考えられます。60歳を越えたら、これらの症状が出ますので、50歳を越えたら予防を意識することが大切です。

前述したように、8人の自然経過を考えると、50歳未満では、余程の肥満や高血圧症、糖尿病がない限り、生活には大きな問題はでないことがわかります。しかし、60歳から、徐々に疼痛や疲労感、歩きにくさなどの問題点が生じて、自分の身体の衰えを実感してきます。70歳代では、歩けなくなったり、日常生活動作に困ったり、新しい情報や変更についていけなくなり、徐々に認知機能が低下していきます。80歳代では、数々の理由で入院治療が必要になったりすると、認知症を発症してきます。

医学的に考えると、50歳以降では、糖尿病、高血圧症、脂質異常症を発症し始めます。60歳以降には骨粗鬆症や変形性関節症や脳萎縮が起こってきます。70歳以降で、脳卒中、骨折、心臓病、認知症、がんなどを生じていることがわかります。この50歳代からの生活習慣病、60歳代からの骨変性や脳萎縮、70歳代からの数々の大病や認知症の連鎖をどのようにくい止めることができるのでしょうか。

その低下のスイッチはおおよそ50歳からはいります。すなわち、50歳からサコーメソッドを始めることが一番いいでしょう。臓器の病気で障害がでてから、リハビリテーション治療を始めるのでは遅いのです。病気や障害を予防するために「筋肉革命95」を開始すべきなのです。それをよく考えて、今後を行動していただきたいと思います。

１０３歳まで楽しんで仕事していきたい私は、60歳から始めて遅かったと感じています。それは既に筋肉が萎縮し、筋力と体力が低下して、バスや電車でのバランスも低下しており、お腹にぷっくりと内臓脂肪がたくさん貯まったことで、ある日初めて自分の変化に気づいたからです。しかし、多くの人は私が「若く見える」といいます。

私は50歳から始めるべきだったと後悔しています。それは筋肉を戻すことやお腹の脂肪を減らすのに時間がかかることと、少し努力が必要なためです。50歳で始めると、とても楽に導入できたと思います。しかし、50歳代は仕事をがむしゃらにこなすことで精一杯でした。楽に予防したい人は、50歳から始めるのが正解だと思います。

今の日本の健康寿命はおおよそで男性73歳、女性76歳です。平均寿命は男性82歳、女性88歳です。そして、実際に死亡される人が最も多い年齢は、男性88歳、女性92歳です。この現実を真剣に考えると、60歳でも遅いのだろうと思います。筋肉、骨、脳は50歳以降に確実に衰えているので、健康寿命が25年後の75歳で終わるのです。80歳代で60歳代、90歳代で70歳代の鍛えられた筋肉を保つ「筋肉革命95」が大切な時代になりました。

そして、目指すところは、80歳代はゆるく現役で仕事を続けることです。これが認知症予防に最も効果があります。そして、95歳までは非介護状態を保つことです。この対策を日本が世界に先駆けて実現することが、大きな世界貢献になります。「筋肉革命95」は、サコーメソッドの実践で、筋肉、骨、脳の「脳筋連関」を促進して、心身を改善していくイノベーションです。

私は103歳でも、老害にならずに、現役で楽しく働けることを証明したいと思っています。次章から、そのメカニズムをお話しいたします。

第2章

筋肉、骨、脳の加齢性変化の機序

どのように衰えるのか？

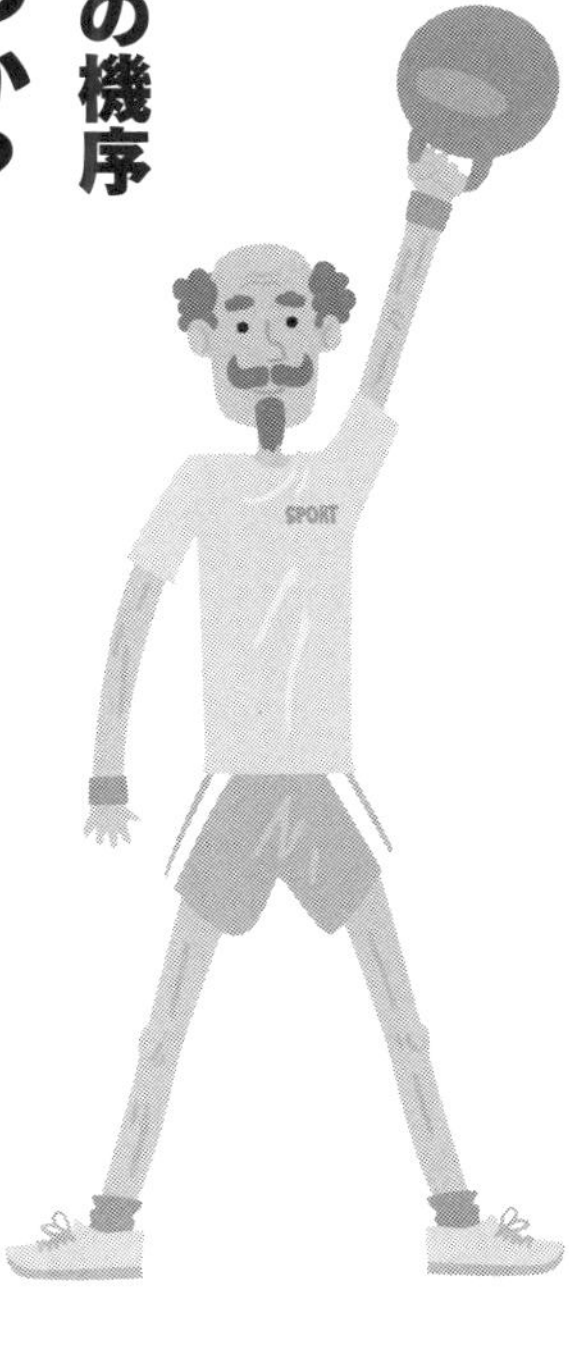

加齢の宿命：筋肉、骨、脳は50歳以降から萎縮する

私たちは50歳の年齢を迎えると、身体の変化に気づき始めます。そして、10歳ごとに、筋肉量、骨量、脳神経量が徐々に低下していきます。60歳を越えると、心肺機能も低下してきますので、筋力の低下に加えて、体力の低下も実感します。70歳を越えると、骨量の低下や脳萎縮にも気づき始め、身体の動きが鈍くなり、認知機能や末梢神経機能も低下していきます。

50歳以降に筋肉量が減少すると、まず筋力が低下して、柔軟性も低下するのでバランスが悪く不安定になり、運動量が低下して体力が低下します。さらに、骨萎縮も進行して骨粗鬆症がおこり、関節や脊椎の変形や可動域の低下が生じ、疼痛が発生します。そのため、外出をしなくなり、他の人との会話や交流がなくなると、社会的に孤立してしまい、認知機能も急速に低下します。

現在、日本人の死亡数が多い年齢は、男性は88歳、女性では92歳です。95歳まで気持ちよく生きたいと考えると、介護にならない心身を保つことが超高齢者の必要条件となります。高齢社会を気持ちよく、楽しく活動して、生きていくために、筋肉、筋力、柔軟性、バランスを保つことは絶対条件です。このため、上手に健康に少しのお金を使うことが必要になります。私

自身も「上手な健康」でパーソナルジムを選択しています。

筋肉の萎縮で生活が不自由に

筋肉量の減少は、筋線維数が減少するのに加え、筋線維が萎縮するために生じます。特に、重力に抗う筋肉である抗重力筋といわれる、頭板状筋、僧帽筋、広背筋、大腰筋、殿筋群、脊柱起立筋、大腿四頭筋などの大きな筋肉は萎縮が進みやすく、姿勢保持や基本動作の能力が低下します。筋量の減少が多いのがインナーマッスルの大腰筋です。また、歩行しなくなると、大腰筋や中殿筋などの殿筋群とふくらはぎのひらめ筋が確実に萎縮します。

筋肉量は、50歳以上になると毎年１％減少するので、筋力も１％減少します。このため、80歳になると筋力は若い頃の30～50％は低下して、約半分の筋肉量になります。筋肉量は65歳以降に低下する速度が加速します。80歳で30～50％の筋肉が失われるため、高齢になると、急速に太ももが細くなり、お尻も小さくしわしわになってしまいます。80歳でも、弾力のあるお尻と太ももを保つことが快適な人生の基盤になります。筋肉質なお尻と太ももを保つことは、歩行機能や転倒予防に最も重要です。

高齢者の筋委縮は抗重力筋で進行しやすいことは既にお話ししました。大切な13ヵ所の筋肉群を図1で説明しますので、少し学んでみましょう。

まず、姿勢を保つのに必要な9ヵ所の筋肉群を示します。①頭部を伸展・回旋する筋肉で、後頭部から頸部をつなぐ「頭板状筋」（A）、②背筋を伸ばして、肩甲骨を安定させる筋肉で、背中にある「僧帽筋」（A）、③背中を覆う大きな筋肉で、腕を動かしたり、呼吸を助けたり、姿勢を維持する「広背筋」（B）、④股関節を折り曲げたり、姿勢を保つ筋肉で骨盤内を上下に走り背骨と大腿骨をつなげる「大腰筋」（C）、⑤股関節を伸展、外旋、外転、内転する筋肉で、体重を支えて、股関節を安定させるお尻を構成する「殿筋群（大殿筋、中殿筋、小殿筋）」（D）、⑥体幹を伸展させる筋肉で、骨盤や脊椎から頭部までつなぎ、背中で最も大きくて長い「脊柱起立筋（棘筋、最長筋、腸肋筋）」（E）、⑦太ももの表を形成する筋肉である「大腿四頭筋」（F）、⑧太ももの裏を形成する筋肉である「ハムストリング」（G）、⑨ふくらはぎの筋肉である「ひらめ筋」（G）、以上の9ヵ所の筋肉群です。これらが委縮すると、姿勢の保持や日常生活の基本動作が低下して、生活で不自由を感じます。特にインナーマッスルである大腰筋は萎縮しやすく、腰痛の原因にもなるために、意識して鍛えなくてはいけません。

さらに、⑩腹筋群（H）、⑪大胸筋（H）、⑫上腕二頭筋（I）、⑬肩周囲筋群（J）の4ヵ所

図１

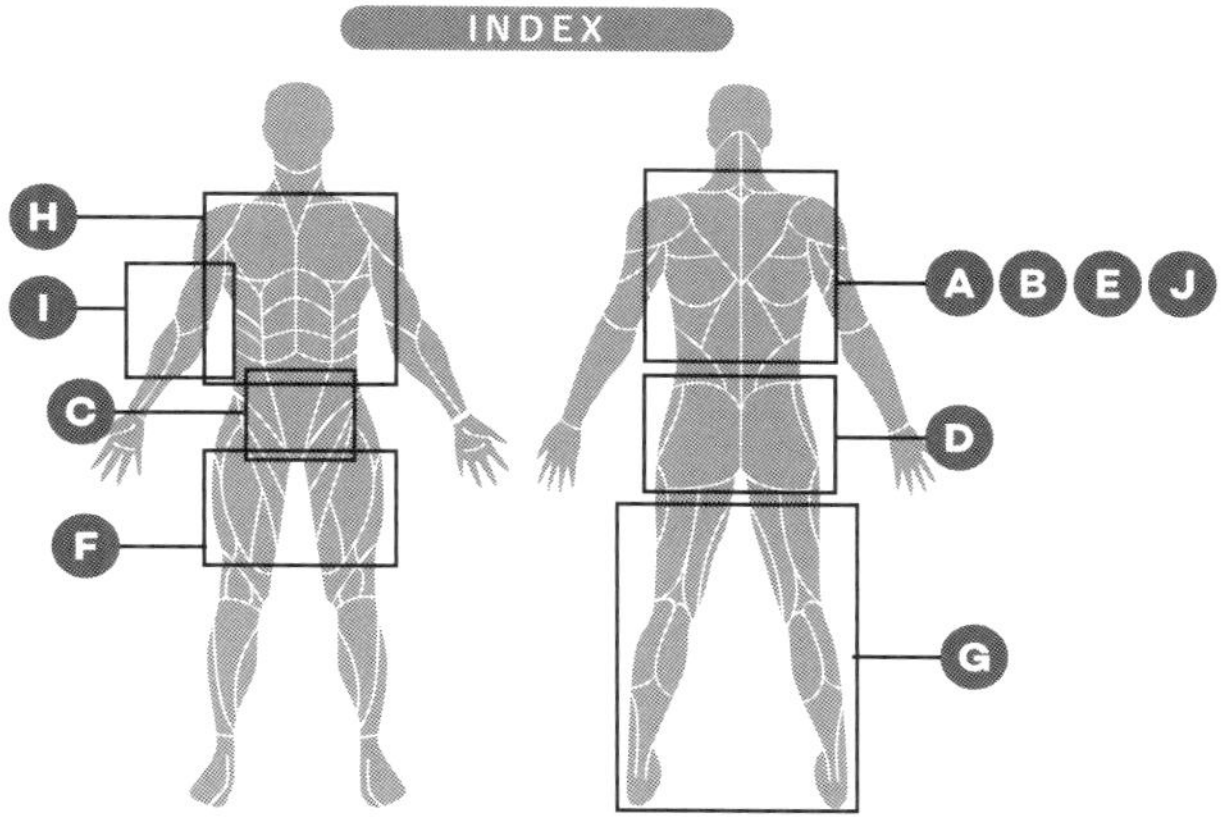

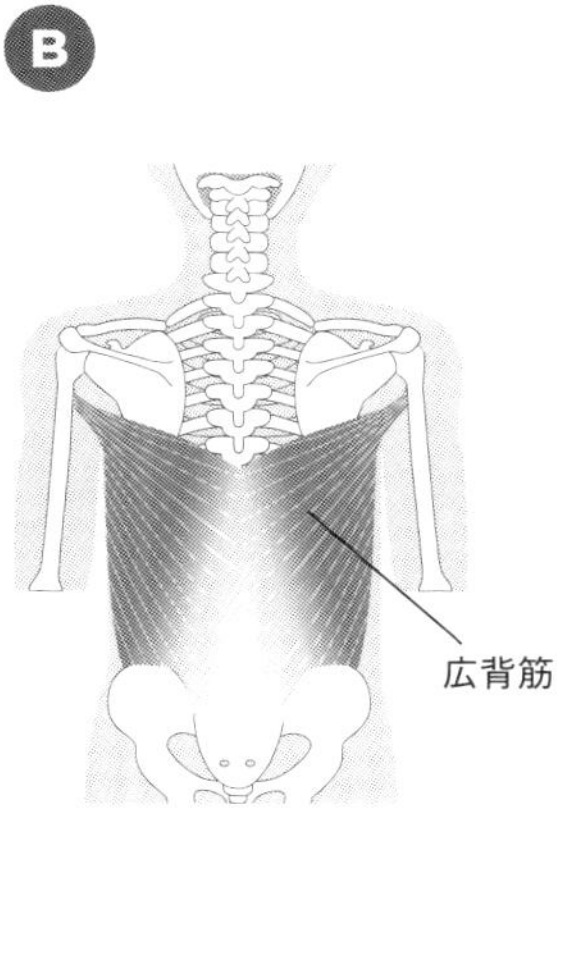

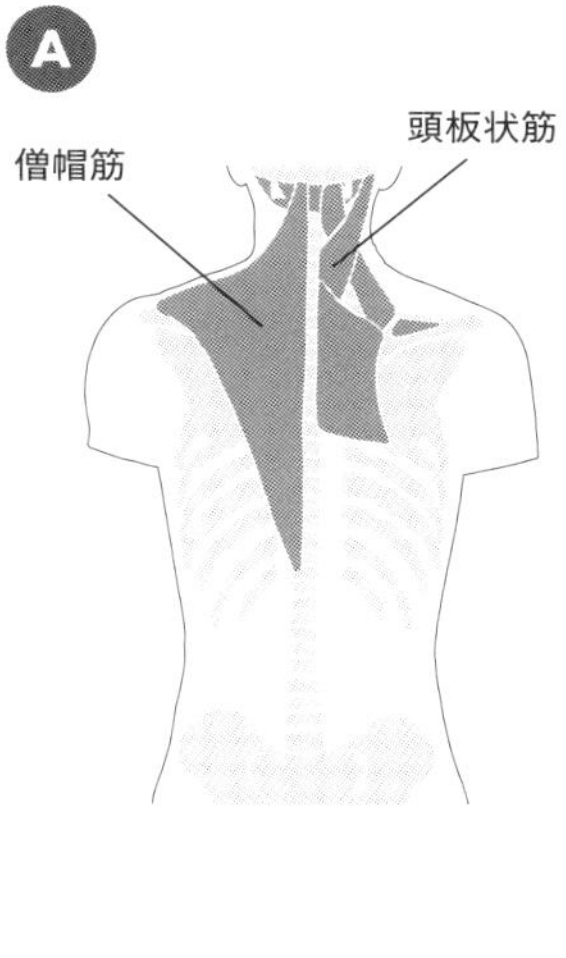

C

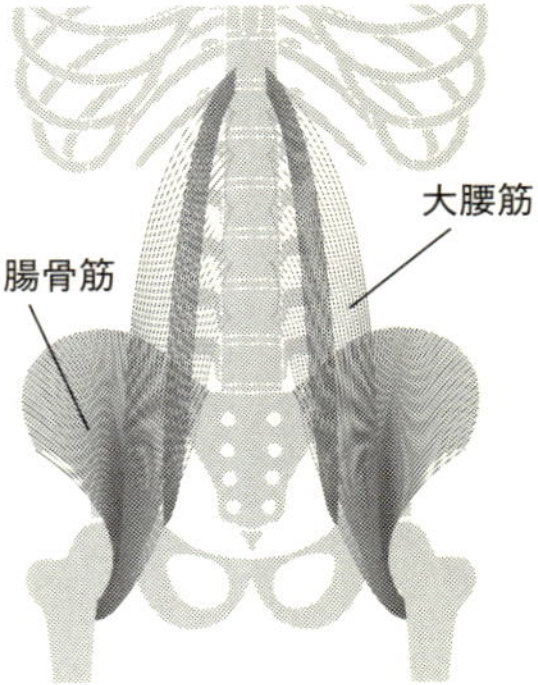

D

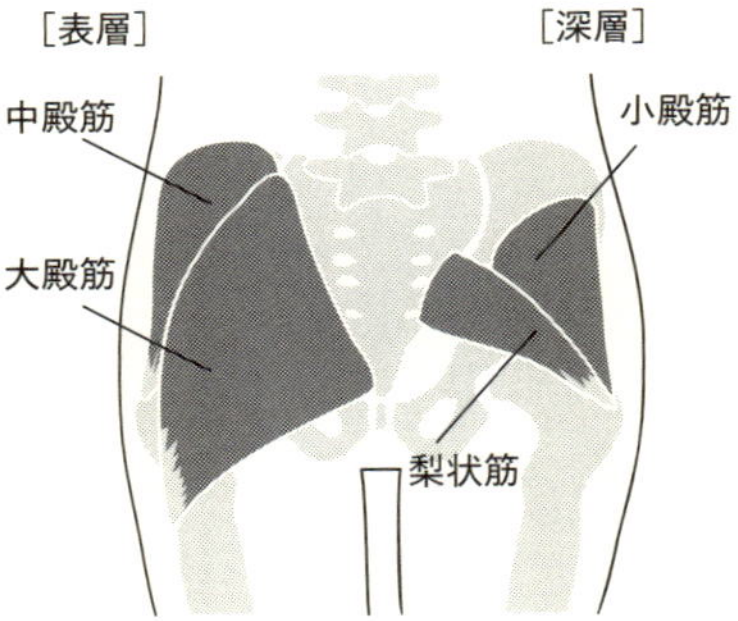

E

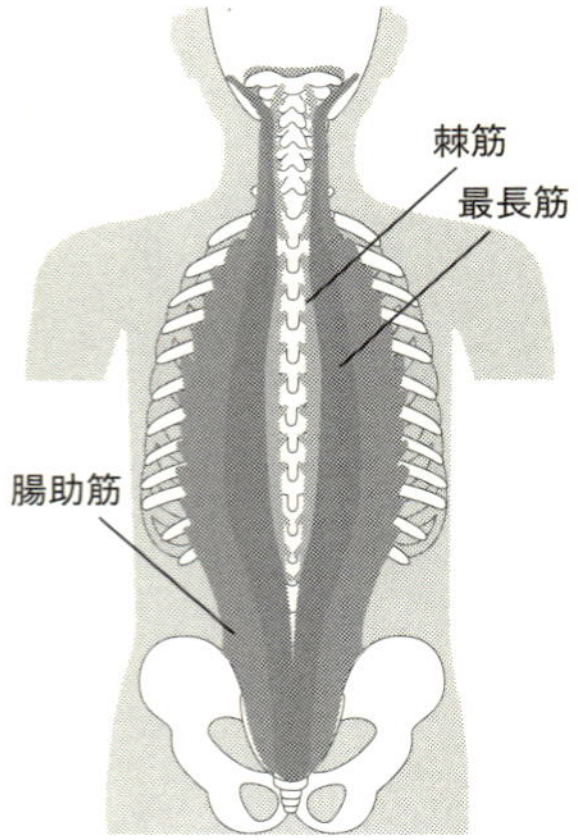

F

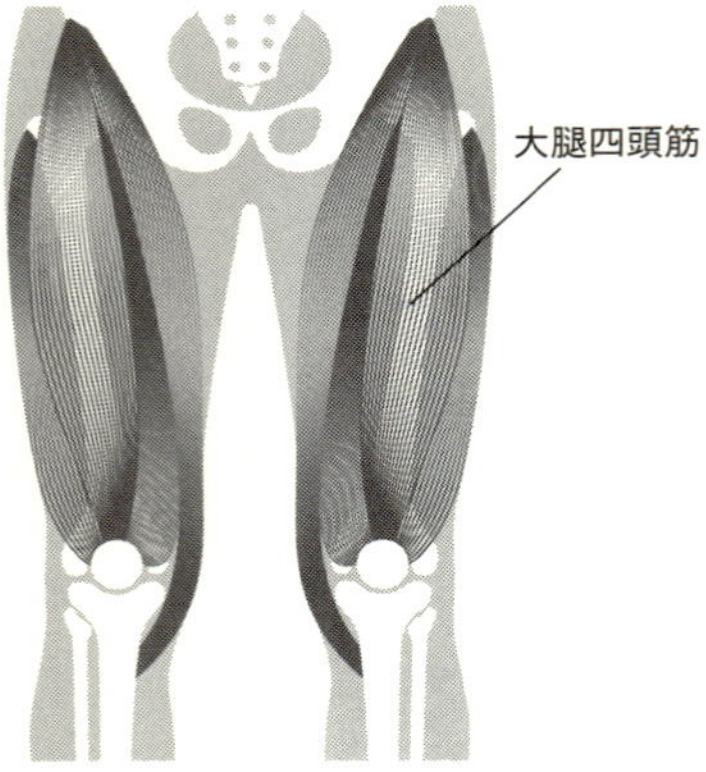

H

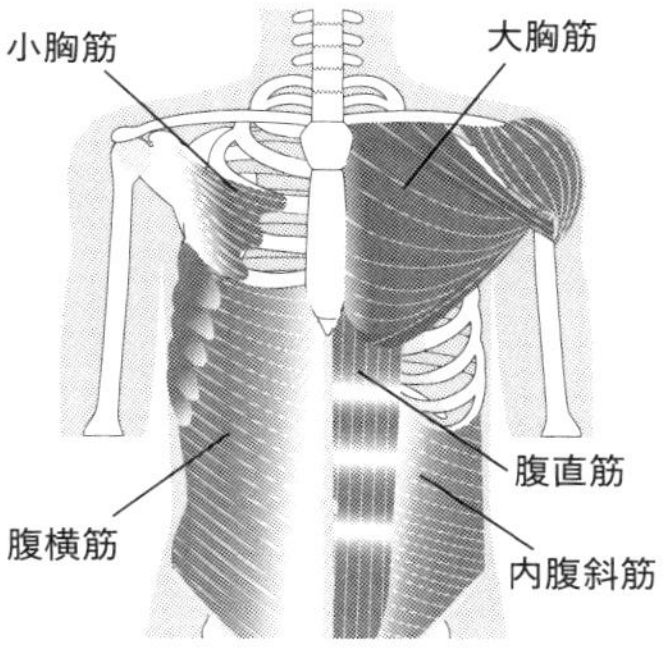
小胸筋
大胸筋
腹直筋
腹横筋
内腹斜筋

G

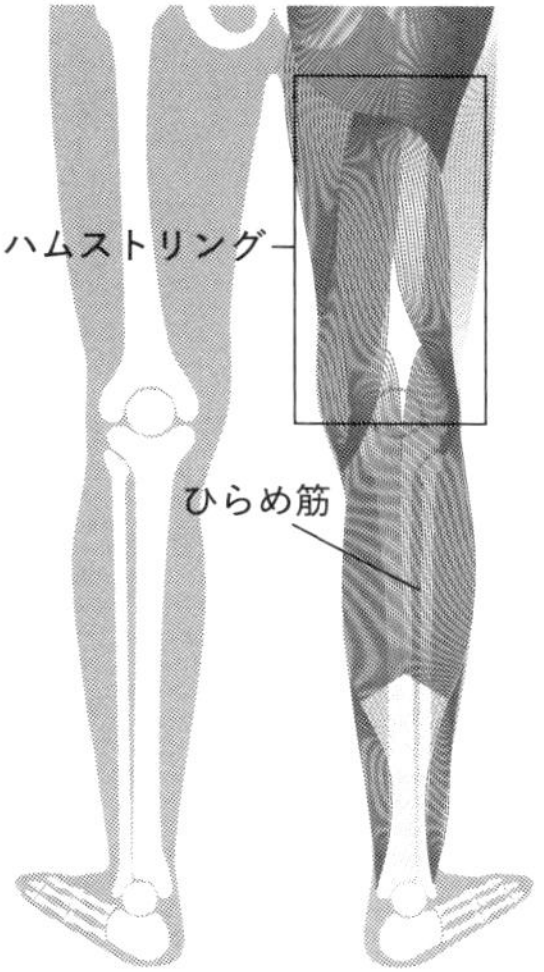
ハムストリング
ひらめ筋

J

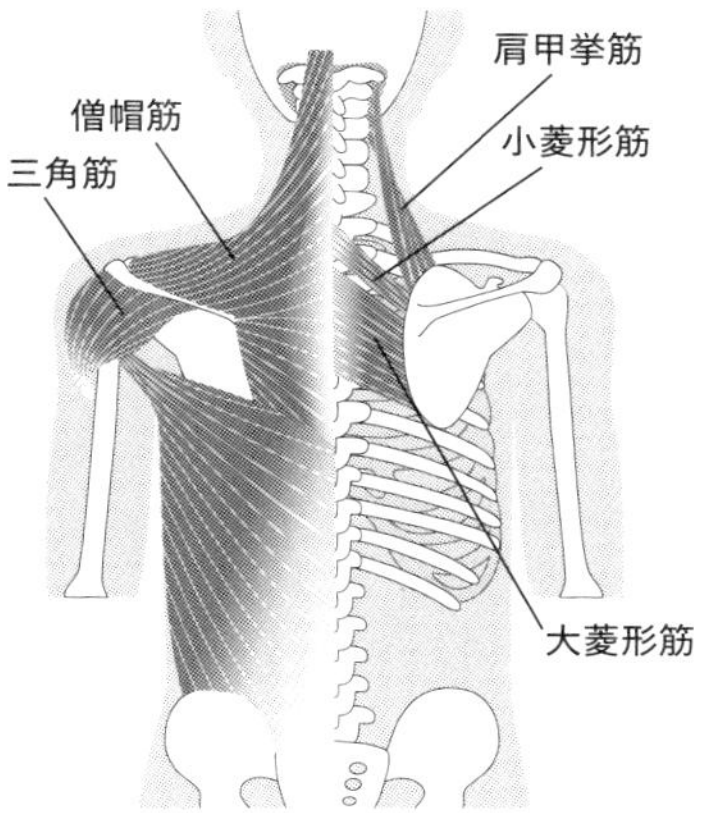
肩甲挙筋
僧帽筋
小菱形筋
三角筋
大菱形筋

I

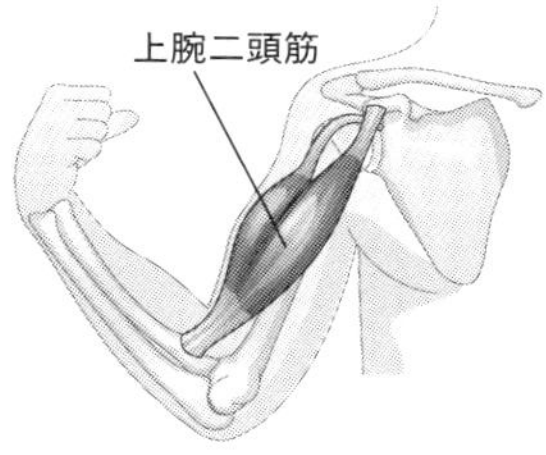
上腕二頭筋

の上半身の筋肉群は素敵なボディメイキングに関わります。鍛えるとかっこよくシュッとした身体ができますので、覚えておいてください。

筋肉には難溶性タンパク質が蓄積する

加齢した筋肉の動きが悪くなり、筋力が低下するメカニズムがわかってきました。最近の科学研究では、加齢する筋肉には難溶性タンパク質が増加することが判明したのです。そして、この難溶性タンパク質はとても処理しにくいタンパク質でした。動物実験で、この難溶性タンパク質を除去するために、数々の栄養や薬剤を試しましたが、除去できませんでした。そうなんです。弱った筋肉を回復させるのは、栄養や薬剤ではないのです。実は、この難溶性タンパク質を除去できたのは、動物に筋肉トレーニングを行い、筋肉活動を活性化させたからでした。

これは肺炎や心不全、がん治療後や大きな手術後に寝たきりで動けなくなった患者さんにいくら栄養を与えても、内服や点滴で薬剤治療しても、筋力や体力が回復できないのと同じメカニズムです。人でも動かなくなった筋肉を元気にするには、筋肉強化トレーニングや抗重力位トレーニングで、下肢や全身に重力を感じて筋肉活動を行ってもらう必要があります。

衰えていく筋肉に特効薬はないのです。筋肉を鍛えて動くようにして、難溶性タンパク質を除去するしかありません。ですから、衰えて動けなくなる前に、筋肉トレーニングの習慣をつけるだけでいいのです。予定しているがん治療や大きな手術の前に筋肉トレーニングをしたら、術後の回復がよくなり、術後合併症が予防できたという報告が増えています。それは、このメカニズムが働いています。50歳を越えたら、適切な筋肉トレーニングの習慣をつけましょう。

骨の萎縮と変形を防ぐには

50歳以降は骨量が低下して骨粗鬆症に進行する一方で、異常な骨が形成され、60歳を越えると脊椎や大きな関節に変形が生じてきます。そこで、図2に20歳から１００歳までの年齢別の腰椎の自然経過を示します。

男性では70歳代から骨変形が進行して、80歳代で骨棘（骨のとげ）形成が顕著になり、90歳代以降では圧迫骨折を認めます。ところが、筋肉トレーニングを継続した90歳代の腰椎は70歳代の骨状態に近いのがわかります。一方、女性は60歳代から骨変形がおこり、70歳代で骨棘形成が進行します。80歳代以降では圧迫骨折を認めるようになります。なんと、筋肉トレーニングを継続した90歳代では60歳代に近い骨状態です。筋肉トレーニングを続けている90歳代では健常な骨状態が保てることがわかりました。高齢になると知らないうちに、骨状態が変化して、軟骨も減少して、そこに疼痛が生じます。驚きましたか。この変化を見ると、早く対策をとりたくなるでしょう。

この骨変性を予防するには、骨に重力や筋力の刺激をしっかりと与えること、けがなどの外傷に気をつけること、軟骨が擦り減らないように正しい姿勢で関節を傷めないように生活することが重要です。異常な骨形成を予防するには、筋力増強に加えて、関節可動域を正常域に保つストレッチ運動を50歳代から開始することが必要です。これらのストレッチ運動は大変身体が気持ちよくなるので、覚えてしまうと寝る前に習慣化できて、毎日が癒やしの時間になります。後ほど詳しく説明しますので、サコーメソッドのストレッチ運動をしっかりマスターしてください。きっと、身体の変化を実感できると思います。

骨粗鬆症には食事と運動で対策を

加齢性の骨変化で代表的なものは、骨粗鬆症、変形性関節症、変形性脊椎症による脊柱管狭窄症です。まず骨粗鬆症は閉経、病気、内服薬、家族歴、生活環境などで生じますが、当然、加齢で進行します。

その病態を説明します。50歳を越えると徐々に骨密度が低下し、骨のコラーゲンの構造が変

図２

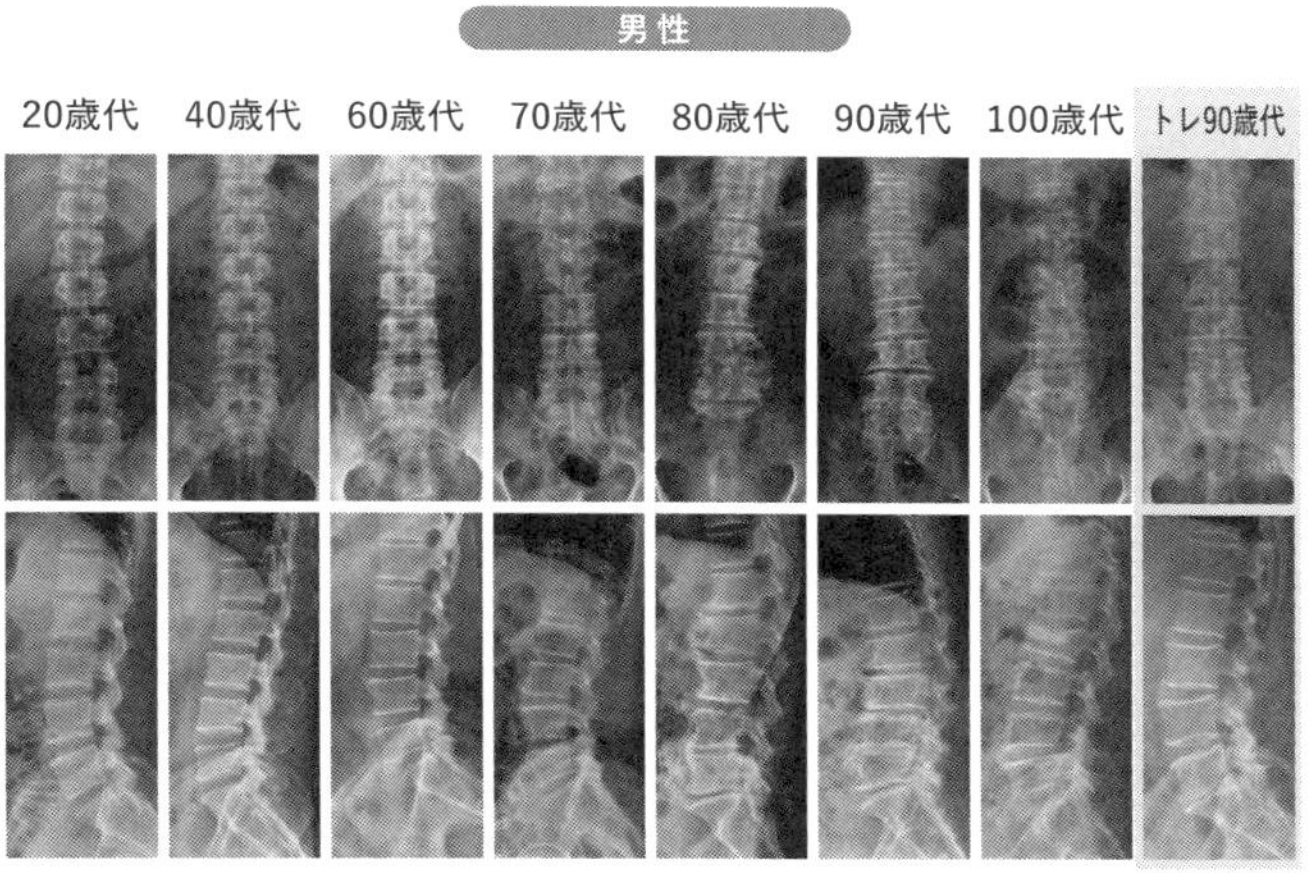
男性
20歳代
40歳代
60歳代
70歳代
80歳代
90歳代
100歳代
トレ90歳代

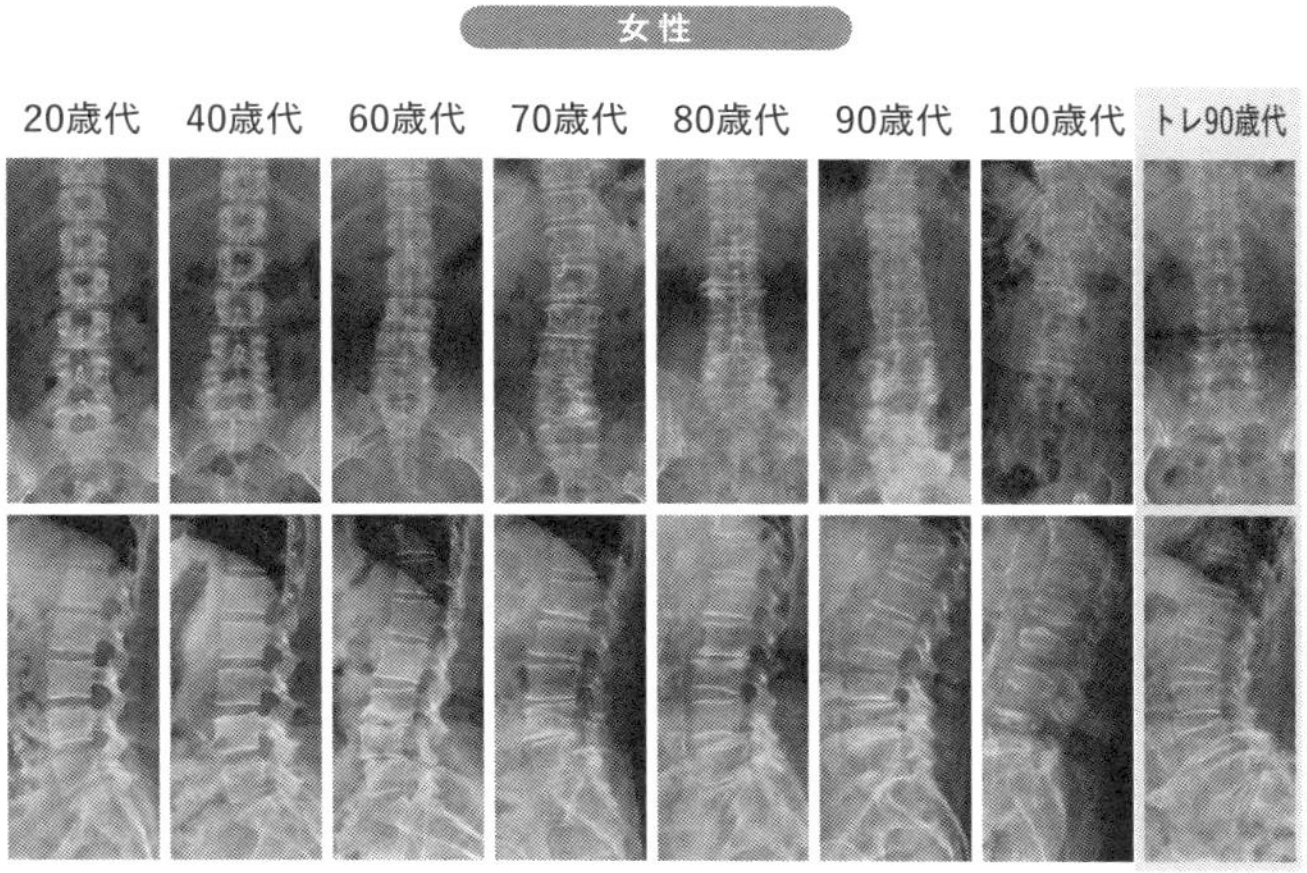
女性
20歳代
40歳代
60歳代
70歳代
80歳代
90歳代
100歳代
トレ90歳代

化して骨の強度が低下します。特に、女性は閉経とともにエストロゲンの分泌が減少するので、骨吸収のスピードが骨形成を上回ってしまい、骨密度が低下することになります。このため、ちょっとした転倒などで、脊椎の圧迫骨折や大腿骨近位部骨折、前腕遠位端骨折が起こりやすくなるのです。

一度、高齢になって骨折をおこすと、骨変性や骨粗鬆症が二次的に進行するので、骨折後はサコーメソッドを開始するいいチャンスです。しかし、動けなくなった時は、手術を含めた急性期治療とリハビリテーション治療が必須になります。ここを怠ると、その後も動けなくなってしまいます。リハビリテーション治療で歩けるようになれば、サコーメソッドで身体づくりを継続することが、再発予防になります。

骨粗鬆症の発症には骨代謝が深く関わります。骨では、破骨細胞が古くなった骨を壊し（骨吸収）、骨芽細胞が新しく骨を作っています（骨形成）。この両者のバランスが崩れ、骨吸収が骨形成を上回ってしまうと、骨密度が低下して骨粗鬆症になるわけです。

このため、骨粗鬆症の治療には薬剤療法が有効です。しかし、骨を丈夫にするためには、運動、食事、日光浴、禁煙、節酒がとても大切です。特に骨にしっかりと荷重をかけた運動習慣は骨を丈夫にして、筋力や体力、バランス、関節可動域を向上させせます。このため、50歳以降は、セラピストやインストラクターが筋肉増強を計画して寄り添ってくれるパーソナルトレーニングが適しています。

食生活では、骨の健康のために、カルシウム、ビタミンＤ（１日30〜60分の日光浴でも）、タンパク質などをバランスよく摂取します。主食、主菜、副菜の３要素も大切です。食事と栄養に関しては、後ほど詳しく説明します。ここでの節酒とは、健康に良い程度の飲酒をいいます。アルコール量の健康に対する影響は人により異なります。そこで一般的に、健康に良いとされる純アルコール量は１日約10ｇです。ビールでは２５０㎖、ワインは１００㎖、日本酒は90㎖、チューハイは２００㎖、焼酎は50㎖、ウイスキーは30㎖になります。そんなに少ないのと思う人と、そんなに飲んでいいのと思う人がおられますが、この量を覚えて、目安にしてください。

変形性関節症の予防と治療は

次に、変形性関節症は関節の軟骨がすり減り、関節が炎症を起こした状態です。痛みや腫れ、違和感、水の溜まりなどの症状が現れます。関節の酷使、肥満による体重負荷、けがなどで生じますが、加齢が最大の原因です。炎症は、股関節、膝関節、足関節、肩関節、肘関節に生じます。

治療は、関節の酷使をさけて安静にし、薬剤療法、装具・杖の使用などで関節を整えます。しかし、痛みや変形が強い場合には、手術治療が必要になります。最近では洗練された人工関節置換術が安全に行えるようになりましたので、ご安心ください。一方、変形性関節症も50歳からの体重調整とストレッチ運動、そして、筋肉強化訓練で予防できます。悪くなって診断された時でも、体重調整とストレッチ運動、そして、筋肉強化訓練で軽快できます。しかし、治療で疼痛が改善できずに我慢できないほど重症な時は、手術治療を行います。

変形性脊椎症と脊柱管狭窄症は四肢の動きを低下させる

変形性脊椎症も変形性関節症ですので、加齢により生じます。椎間板と後方の左右一対の椎間関節が退行変性して生じます。椎間板が変性するとその異常な動きを止めるように骨棘が形成されます。こちらも50歳からのストレッチ運動と筋肉強化訓練で予防できます。

また、悪くなって診断された時でも、治療の基本は、体重調整とストレッチ運動、そして、筋肉強化訓練で症状を軽快できます。しかし、変形が高度に進んで椎体間架橋形成などを起こすと、慢性の疼痛や可動域制限が生じます。重症化すると脊髄の神経根を圧迫して、疼痛やしびれなどの症状が出ます。さらに、椎体変形や周囲組織の増殖で、変性脊柱管が狭窄化すると、それらの増殖組織が脊髄を圧迫するため、「脊柱管狭窄症」と呼ばれます。運動麻痺やしびれ、そして、膀胱直腸障害などの脊髄や馬尾の症状を発現するのです。

頸部の脊柱管狭窄症では、頸部痛や手足にしびれや痛みが生じ、手足が動きにくくなります。特に下肢に脱力が生じたら、急いで脊柱管狭窄を開放する手術治療が必要になります。遅れると、転倒して、頸髄損傷になる可能性があります。最近は90歳代でも安全に手術治療が行われて、劇的な改善が可能です。

腰部の脊柱管狭窄症では、下肢の痛みやしびれ感、脱力、残尿感や便秘が生じます。下肢の脱力が生じたら、迅速な手術治療が必要です。また、長く歩くと下肢痛が出るため、休みながら歩くことを繰り返す間欠性跛行も手術適応になります。90歳代でも安全な手術で劇的に改善します。

このように、加齢性骨変化は、痛みやしびれだけでなく、四肢の動きを低下させます。その結果、社会的に孤立化することで、徐々に認知機能の低下を招くのです。

これを予防するには、50歳から「筋肉革命95」を始めることです。筋肉をしっかり鍛えることで、骨が強くなります。筋肉と骨を保ち、活動や歩行を続けることで脳に快適な刺激を送り、萎縮を予防します。これが「脳筋連関」です。80歳で60歳代の筋肉と骨を、90歳で70歳代の筋肉と骨の維持を目指しましょう。50歳以降には、洗練されたパーソナルジムによる「筋肉革命95」を生活習慣に入れることが大切です。

関節可動域の低下は、柔軟性の低下

柔軟性とは、関節の可動域のことです。関節可動域とは、関節が動くときや運動を行うときの生理的な運動範囲や角度のことです。例えば、肩関節では屈曲伸展、外転内転、外旋内旋を評価します。股関節でも屈曲伸展、外転内転、外旋内旋を評価します。膝関節は屈曲伸展、足関節は底屈背屈、脊椎は屈曲伸展を評価します。50歳まではこれらがほぼ正常域に保たれています。しかし、50歳以降は徐々に正常な可動域が低下していき、動きがぎこちなくなり、動かすと痛くなり、「柔軟性がなくなった」と言われます。リハビリテーション医療では前述の可動域以外にもさらに詳細に関節可動域を評価するのが当たり前です。しかし、スポーツジムや一般の皆さんでは、その正確な評価が難しい現実があります。このため、セラピストやインストラクターに評価してもらうことが必要になります。そして、低下した可動域を回復させるには、適切なメニューが必要です。ほったらかしておくと、関節や筋膜が固まってしまうからです。さらに、おだててもらいながら、トレーニングを実践すれば、骨変形がなければ、90歳でも正常可動域にまで改善しますので、楽しくなります。

しかし、全身の関節可動域を評価するのは大変で、時間もかかります。そこで、日常生活に直結する５つの関節可動域の正常値を紹介します。肩関節は屈曲１８０度で伸展50度、股関節は屈曲１２５度で伸展15度、膝関節は屈曲１３０度で伸展０度、足関節は底屈45度で背屈20度、脊椎は屈曲45度で伸展30度です。参考にして、夫婦で測りあうのも楽しいと思います。これらは常識的な値ですが、自分が正常かどうかはわからないものです。この値を評価して、正常な状態に回復させてくれるために、セラピストやインストラクターがいます。その回復法を「ストレッチ」と呼びます。ストレッチで柔軟性が回復すると、身体のバランスが安定して、身体がとても気持ちよくなります。

脳の萎縮という病態を知る

脳の萎縮も50歳を越えると、徐々に進行します。脳萎縮が重度に進行すれば、認知症になります。しかし、不思議なことに、同じように脳が萎縮しても、認知症がでている人と、認知症がでない人がいます。それは脳内に沈着する物質の量によります。

たとえば、脳内にアミロイドβ（ベータ）やタウ蛋白が蓄積するとアルツハイマー型認知症になります。また、レビー小体というタンパク質が蓄積するとレビー小体型認知症やパーキンソン病になり、ピック球という封入体（異常な物質のかたまり）が蓄積するとピック病（前頭側頭型認知症の一種）になります。その他にもたくさんの認知症をおこす物質があります。そこで、認知症の原因となる物質を減らして、認知症を治療する点滴治療も始まりました。副作用も出るため、現在、治療効果と副作用を慎重に評価中です。アルツハイマー病の予防治療では、アミロイドβを減らす点滴治療を行います。

一方、脳卒中や脳挫傷で脳組織が壊れると、脳萎縮が進行しやすくなります。ボクシングやアメリカンフットボールなどの頭部打撃を受けるスポーツ選手で脳萎縮が進行するのは、このためです。頭（脳）は大切にしないといけません。脳卒中や頭部外傷は起こさないことです。そのために、脳卒中の予防には生活習慣病を防ぐこと、脳挫傷の予防には転倒しない身体を作ることが重要です。その有力な対策が、「筋肉革命95」になります。

また、てんかん発作や低血糖発作も重症になると脳萎縮が進みます。低酸素脳症では命が助かっても、急激な脳萎縮になります。すなわち、脳に脳波の異常や血糖値の低下、酸素の低下が起こることは避けないといけません。脳の健康状態（脳循環代謝）が悪くなり、重度の栄養障害が生じると、脳萎縮は進行します。

一方、脳が萎縮しても元気に活動して、認知症がでない人も沢山おられます。このような人の多くは、社会参加と社会貢献を楽しまれて活動しています。認知症を発症しないためには、快適な脳賦活（脳の活性化）が必要です。すなわち、心身を元気にして活動を継続することです。その源は１００歳でも社会参加して社会貢献できる筋肉活動、すなわち、「筋肉革命95」にあるのです。

歩けないと、ひき籠り、ボケる

歩けなくなる理由は、少なくとも３つあります。一つ目はフレイル（加齢とともに健康状態が低下して、要介護状態になる前の段階）とサルコペニア（加齢により筋肉量が減り、身体機能が低下した状態）が進行して、歩く筋力と体力がなくなった状態です。これは筋肉量の低下が原因です。二つ目は歩くと脚や腰が痛いと感じる状態です。これは骨や関節の変性、さらに脊柱管狭窄症などが原因です。三つ目は歩く意欲がなくなり、歩く意味がわからなくなった状態です。脳卒中やうつ病、認知症などが原因です。

では、歩かなくなるとどうなるかというと、自宅に籠ってしまいます。そこで、社会的に孤立してしまいます。すると、フレイルとサルコペニアが増悪して、認知症が急速に進行する悪い循環に入ってしまいます。このため、筋肉量と歩くことが人生の基盤になります。

高齢者が歩かなくなり、外出しなくなる時、すなわち、家に籠り始めた時は、要介護状態になる前のサインです。そして今後、急激に家で発生するいろいろな問題の始まりになります。では、どうすればいいのでしょうか。

まず、歩かなくなった原因をしっかり診断してもらいましょう。よく勉強している脳外科医であれば、レントゲン、CT、MRIなどの必要な検査を行い、病的な異常がないかどうかの、的確な診断をしてくれるはずです。骨や脳の病的な異常がなければ、筋肉が原因になりますので、筋肉増強、身体づくりを始めましょう。

また、歩けなくなった時は本人が既に病気をあきらめている可能性と、歩けないという病識がなくなっている可能性もあります。家族は迅速に高齢者の総合相談窓口である「地域包括支援センター」に相談して、今後の対策を考える必要があります。その上で、医療的に専門的治療を行うのか、要介護認定を申請して通所リハビリテーション（デイケア）で筋肉強化訓練を行うのか、それとも、地域のパーソナルトレーニングジムで筋肉強化訓練を行うのかを選択します。歩けなくなった時は大変なことが起こる始まりです。本人は難しいので、家族が解決に向けてしっかり関わることが大切です。

手順を忘れると、日々の暮らしが保てない

高齢になると、時間がわからなくなり、次に場所がわからなくなり、最後に人や家族までわからなくなります。これはアルツハイマー型認知症だけでなく、全ての認知症でおこります。80歳以上の高齢になると、正常な認知機能から、だんだんと認知機能が低下した状態となり、軽度認知症、中等度認知症、重度認知症となり、最後は大半が肺炎で亡くなります。早い人は50歳くらいから、65歳未満で認知症を発症した場合、「若年性認知症」といいます。

認知症で現実的に困ることは、今までできていた日常生活動作ができなくなることです。つまり、炊飯器や洗濯機が使えない、ＴＶの録画ができない、電球の交換ができない、物がなくなる、食事がうまく作れないなどと進行します。そのうちに、朝の洗面を忘れるようになり、入浴もしなくなり、トイレで粗相をしても汚れが気にならなくなり、家族に迷惑をかけることになります。

認知症を予防し進行を遅らせるトレーニングとは

認知症とは、加齢や疾患によって脳に変性や萎縮が生じ、認知機能が徐々に低下して日常生活ができなくなる疾患です。病態によっていくつか種類がありますが、脳の変性そのものが原因

となる代表的な認知症がアルツハイマー型で、認知症の約70％を占めます。80歳以上の高齢になると、誰もが発症する可能性があり、１００歳以上になるとほぼ全員が認知症になります。

脳の変性は認知症を発症する10年以上前から生じ、徐々に進行していきます。ですから、誰しも60歳を越えたら、認知症を予防するトレーニングを行うのが理想的といえます。そのトレーニングには、身体を鍛える方法と脳を鍛える方法の２つがあります。

一方、認知症リハビリテーションには、①認知症の発症を遅らせる予防リハビリテーション、②発症後に進行を遅らせる軽症リハビリテーション、③進行しても生活が困らないようにするための中等症リハビリテーション、④自分や家族がわからないほど進行しても介護者の負担を減らすための重症リハビリテーションの４つがあります。

とりわけ、脳卒中などで脳が壊れてしまった部分がある患者さんや、病気や加齢で筋力と体力が衰えて運動量が低下している人は、認知症のリスクがアップします。そうしたことも考慮して、私たちは認知症を発症していなくても高齢者のほぼ全員の人に認知症予防トレーニングを実施しています。

最も重要なのが、筋力と体力の向上です。まず行うのは、朝起きて夜寝るまではベッドで寝ないように、日中は覚醒した生活リズムを構築します。余暇時間は、椅子に座ったり、立ったり、歩いたり、作業したり、ほかの人と交流したりします。これにより筋力、体力、心肺機能と意識を向上させます。ただ、これは最低限の生活リズムの確立です。これができないと、日中に睡眠して、夜に活動する昼夜逆転が起こり、家族の生活が乱れます。

さらに筋力と体力を上げるために、マシンや器具を使った筋力トレーニングを１００歳の人でも行います。とりわけ、お尻の筋肉が痩せて衰えると転倒リスクが高くなるので、「転ばないお尻と逞しい太ももをつくりましょう」というキャッチフレーズを掲げ、お尻を含めた下肢の筋力をアップさせるトレーニングに力を入れています。さらに、腹筋、背筋、上半身の筋力トレーニングにも取り組みます。

ＢＰＳＤ治療の３段階

認知症のＢＰＳＤ（Behavioral and Psychological Symptoms of Dementia）治療は、環境調整、関わり方、内服治療の３段階です。環境調整と関わり方が最も重要です。このためにリハビリテーション的評価が必要です。その評価と対策に基づいて、最善の介護ができます。では、認知症に内服治療は有効なのでしょうか。答えは、極めて有効です。その内服治療の目的は、意欲・認知機能の向上と、認知症の行動・心理症状であるＢＰＳＤの改善です。すなわち、薬剤治療をするのは、意欲・認知機能が低下した場合やBPSDで困る場合になります。

認知症の重症度は2つの評価

認知症は重症度と意欲・精神の状態により、その治療が変わります。その重症度は、認知機能の重症度と身体的な日常生活動作の重症度で分けられます。よく知られている認知機能の重症度は、MMSE検査（ミニメンタルステート検査）で28～30点は正常域、24～27点は軽度認知機能低下、20～23点は軽度認知症、10～19点は中等度認知症、0～9点は重度認知症と診断します。認知症の重症度は改善する病態もあります。このため、認知症の診断は専門医から必ず一度は受けましょう。そして、治療法がある病態か、ない進行性脳萎縮かを確認してください。認知症が改善できないとの診断であれば、どう寄り添うかを家族で計画する必要があります。これがアドバンス・ケア・プランニングです。あとで詳しく解説します。また、認知機能の向上には抗認知症薬が有効で、意欲の向上にはドーパミン遊離促進薬も有効です。

一方、身体的な重症度はバーセルインデックス（BI：Barthel Index）で評価します。すなわち、100点は正常域、85～95点はほぼ自立、60～80点は軽介助が必要な軽度障害、40～55点は中等度介助が必要な中等度障害、35点以下は全介助が必要な重度障害に分けられます。この身体的重症度の治療にはリハビリテーション治療が有効です。廃用症候群で低下している場合は、50点以下の患者さんが85点以上まで改善します。残った能力を生かしながら、生活を支える介護の質も重要になります。

意欲や認知機能を向上させるには良質なかかりつけ医が重要

もう1つの重要なポイントがあります。それが、意欲・精神の問題です。意欲・精神が低下した状態には抗認知症薬が有効で、意欲や認知機能を向上させます。抗認知症薬だけで効果が不十分な時は、ドーパミン遊離促進薬を追加することで劇的に意欲が向上することがあります。ただし、脳損傷の状況により、けいれん発作が起こりやすくなる可能性があるので、専門家による注意深く管理した投薬治療が必要です。意欲と精神状態が穏やかな場合も、認知機能を向上させるために、興奮などの副作用がなければ抗認知症薬は有効です。

ところが、意欲や感情が混乱して問題行動を起こしている場合には、抗認知症薬を使うと興奮症状をますます増悪させてしまいます。一部の抗認知症薬は精神を穏やかにする作用もあるといわれますが、基本的には興奮する方向に作用します。内服を開始して興奮が増強するようなら、すぐ中止することが必要です。そして、かかりつけ医に迅速に相談して、治療方針を再考してもらうことが重要です。急がないと、家庭崩壊がおこる可能性があります。

私たちが抗認知症薬を開始する場合は、24時間365日体制で、精神症状の変化、易怒性（怒りっぽさ）の発現、睡眠状況や食欲の変化、覚醒や意欲の変化を詳細に観察していきます。その効果と副作用を詳細に評価して使用量を検討します。このため、外来で抗認知症薬が処方される場合は、家族の積極的な協力が必要になります。一方、興奮や易怒性、大声を出すなどの症状が強い場合は、向精神薬や抗てんかん薬の治療が必要になります。大声を出したり、易怒性が強く、他人を攻撃する症状があるようでは、どこで生活しても嫌われてしまいます。自宅であれば、家族が壊れてしまいます。

どうすればいいのでしょうか。赤ちゃんは、トイレ、食事、移動、更衣、入浴は全介助です。おまけに、夜中も3時間おきに大声で泣きます。しかし、両親は大変でもうれしそうに対応します。では、全介助で夜中に大声を出す高齢患者さんはどうかというと、家族は大変困ります。同じ全介助で、夜中の大声ですが、何が違うのでしょうか。そうです。可愛さが違うのです。すなわち、全介助で夜中に大声を出す認知症患者さんを可愛い患者さんにしないと、その患者さんは大切にされないのです。このため、高齢者の精神治療は、可愛い精神状態になるまで治療をしなくてはいけないのです。

この精神治療の基本的な考え方は、高次脳機能障害の薬物療法にも当てはまります。認知症でも高次脳機能障害でも、症状に応じて精神治療薬は増減しますが、穏やかな精神状態になれば、必要最小限量に減薬して使用する原則が必要です。処方してくれるかかりつけ医を信頼して、十分な治療の情報共有が必要です。それを怠るかかりつけ医では、認知症の治療と管理は難しいと思われます。

約束を忘れるのを予防するには

物忘れは人間の特徴であり、才能です。忘れられるから、幸せになります。辛い記憶をいつまでも覚えていると、とても精神が持ちません。

しかし、記憶力が落ちすぎると、問題になります。すなわち、約束を守れなくなるからです。まず、たくさんのことを同時に記憶する能力が低下します。そのうちに、大切でないことを記憶できなくなり、「年相応の物忘れ」といわれます。そうして、大切なことも覚えられなくなり、その病識がなくなると、認知症と診断されます。また、記憶の手助けにメモ帳を使うことがあります。使えているうちはいいですが、段々とどこにメモしたかがわからなくなります。さらに、メモしたかどうかもわからなくなります。そうなると、介護が必要になる段階です。

高齢者で筋肉、骨、脳神経を鍛え続けている人で、認知症になる人はあまりおられません。しかし、鍛えることをやめてしまうと、認知症に進行する人がおられます。すなわち、「脳筋連関」があります。筋肉を鍛え続けることで、認知症を予防できる一助になります。

認知症の程度に応じた治療

よく知られている認知機能の重症度評価にMMSE検査があり、記憶力を反映します。評価の目安は30点満点で28~30点は正常域、24~27点は軽度認知機能低下、20~23点は軽度認知症、10~19点は中等度認知症、0~9点は重度認知症と診断します。

認知症の患者さんで大切なのは、軽度であれば、認知機能を向上する治療が適切だということです。中等症から重症になれば、認知機能の向上より、穏やかに気持ちよく生活できるように、意識や意欲と精神状態を調整することが重要になります。この薬剤治療は患者さんをよくしたいと考える認知症専門医だけでなく、良質なかかりつけ医でも調整できます。

最後に、認知症の薬剤治療は、軽症認知機能低下を予防する点滴治療の時代に入りました。重大な副作用が生じる可能性もありますが、今までの報告では安全に治療が進んでおります。慎重に見守りたいと思います。

第3章

薬を使わないアンチエイジングとは
どうすれば、80代で60代、90代で70代の体を維持できるのか?

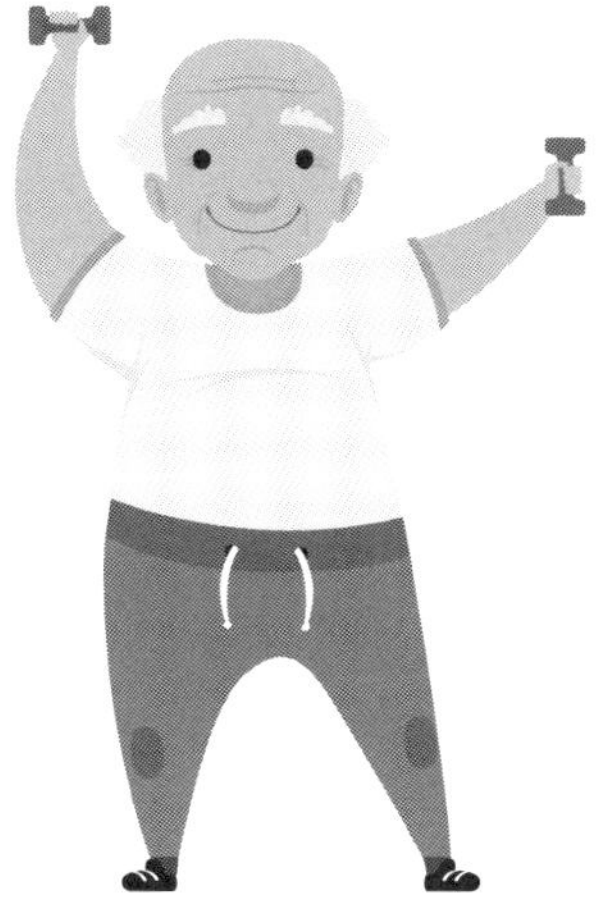

基本は筋肉増強、何歳からでも増強できる

90歳の男女10人が筋肉トレーニングを高強度（80％1RMを8回が1セット）で週3日、8週間行った結果、筋肉の断面積が111％に肥大して、1RMが174％に増加したという研究報告があります。私たちの治療現場では、筋肉トレーニングで100歳代でも筋肉量は増えて、筋力も増大できました。（運動強度の目安の単位は、RM＝レペティション・マキシマムの頭文字をとったもので、最大反復回数を示す。1RMは1回持ち上げることが限界の重量のこと）

表1に年齢別握力を示します。握力は全身筋力の簡単な指標となります。女性が18kg未満、男性は28kg未満でフレイルの診断基準になりますが、80歳を越えると多くの人がフレイル基準まで低下します。さらに、握力が15kg以下になると転倒するリスクが高まります。健康を保つために必要な筋力の目安があるのです。

表2に体重別下肢筋力を示します。簡単にいうと、普通はレッグプレスで測定し、両足で自分の体重を持ち上げる力が必要です。それ以下になると、転倒するリスクがでます。筋肉トレーニングをすると、体重の2倍の重さが上がるようになります。もともと虚弱で体重の半分程度しか上がらない下肢筋力でも、鍛えると体重以上の重さが上がるようになりますので、ご安心

表１

年齢別握力

年齢	男性	女性
40-44	45.78	28.16
45-49	45.30	27.84
50-54	44.31	27.05
55-59	43.41	26.78
60-64	41.94	26.08
65-69	39.36	25.08
70-74	37.50	23.75
75-79	35.07	22.80
80歳以上	28＜	18＜

表２

体重別下肢筋力（未経験者レッグプレス 1RM）

体重	女性筋トレ未経験者（経験者）	男性筋トレ未経験者（経験者）
40kg	19kg（92kg）	
45kg	24kg（102kg）	
50kg	29kg（112kg）	40kg（132kg）
55kg	34kg（121kg）	50kg（149kg）
60kg	38kg（129kg）	59kg（165kg）
65kg	43kg（137kg）	69kg（181kg）
70kg	47kg（145kg）	78kg（196kg）
75kg	51kg（153kg）	88kg（211kg）
80kg	56kg（160kg）	97kg（225kg）
85kg	60kg（166kg）	106kg（239kg）
90kg	64kg（173kg）	115kg（252kg）
95kg	67kg（179kg）	124kg（265kg）
100kg	71kg（185kg）	133kg（278kg）
105kg	75kg（191kg）	142kg（290kg）
110kg	78kg（197kg）	150kg（302kg）
115kg	82kg（203kg）	158kg（314kg）
120kg	85kg（208kg）	166kg（326kg）

ください。

継続すれば必ず効果が

高齢者の筋肉量を増やすには、戦略が大切です。それは筋肉痛が軽く生じる程度のトレーニング負荷量を適切に選択することです。すなわち、筋肉を増強させる心地よいトレーニング負荷量を決めなくてはいけません。もちろん、洗練されたセラピストやインストラクターに任せるのがいいでしょう。しかし、50歳未満なら、自分で決めても構いません。たとえ、ひどい筋肉痛が出ても、歩けなくなることはありません。しかし、50歳を越えると筋肉痛により歩行や日常生活動作が一時的にひどく低下することがあります。これが80歳以上では、そのまま廃用症候群が生じて、歩けなくなる可能性があるのです。このため、洗練されたパーソナルジムが大切なのです。

一方、筋力トレーニングをしても筋肉痛が生じない程度のトレーニングでは筋肉量は増えません。そうかといって、痛くて動けなくなるほどの筋力トレーニングは続きません。トレーニング後に少しの筋肉痛が出たら、「その筋肉は成長している」という科学を理解できると、トレーニングを継続する楽しみができます。継続は力なり。自分のボディは90歳でも好きなように変えることができるのです。

トレーニングで骨も元気に

骨を丈夫にするためには、運動、食事、日光浴、禁煙、節酒が必要です。特に骨にしっかりと荷重をかけた運動は骨を丈夫にします。さらに、筋力や体力、バランス、関節可動域も向上させます。このため、50歳以降は、筋肉と骨を適切に鍛える機序を理解して、個人に合ったトレーニングメニューを作成してくれるセラピストやインストラクターが必要です。もちろん、骨粗鬆症の治療には薬剤療法も有効です。

食生活では、骨の健康のために、カルシウム、ビタミンD（1日30～60分の日光浴）、タンパク質などをバランスよく摂取しましょう。主食、主菜、副菜の３要素も大切です。

一方、変形性関節症は関節の軟骨がすり減り、関節が炎症を起こした状態です。痛みや腫れ、違和感、水の溜まりなどの症状が現れます。関節の酷使、肥満による体重負荷、けがなどで生じますが、加齢が最大の原因です。炎症は、股関節、膝関節、足関節、肩関節、肘関節に生じます。このため、疼痛がある時は関節の酷使をさけて安静にし、薬剤療法、装具・杖の使用などで関節を整えて、治療します。さらに、痛みや変形が強い場合には、人工関節置換術が安全に行えるようになりました。痛みが強い時は、人工関節センターに相談してみてください。しかし、これらの骨変性は50歳からの計画された体重管理と筋肉強化訓練、骨強化訓練で予防できます。

認知症予防を習慣化して

高齢者では、頭を使う習慣やトレーニングが必要です。その習慣に大切なポイントは、楽しいこと、気持ちいいこと、会いたい人がいること、の3つになります。そうでないと続きません。楽しいことは個人差がとても大きくなりますが、序章でも述べたように、簡単にまとめると、①趣味・娯楽、②学び（生涯学習）、③挑戦（チャレンジ）、④生活スタイル・整理整頓、⑤飲食・飲酒、⑥旅行、⑦スポーツ、⑧芸術・アート、⑨デザイン、⑩読書・映画・音楽鑑賞などの10項目になります。楽しみを持つことは、生きていく上でとても大切で、幸せになれます。そして、最も人が幸せだと感じる時は、誰かが喜んでくれることを実現できた時です。人は健全な認知機能が働いている間は、自分自身のことで喜ぶより、誰かが、特に自分が大切に思う人が喜んでくれる顔を見ることが最高に幸せだと感じるのです。

楽しい要素、気持ちいい要素、会いたい人がいる要素をうまく組み込んで、頭を使う習慣やトレーニングを行います。脳に快適な刺激を与えて活性化し、周囲と積極的にコミュニケーションすることが認知症を予防します。簡単にいうと、まだ働ける年齢や健康状態、生活環境にある人は、適度な仕事を続けることが一番の〝認知症予防習慣〟になります。一方、定年後に自宅に籠り始めると、徐々に認知機能が低下していきます。定年しても自宅に籠らず、外出して、社会参加することが必要です。90歳以上の超高齢になっても、可能なら仕事を続けることです。80歳でも働きたい人の8割が就労できる社会が認知症を予防する社会になります。そして、専業主婦の奥さんは、ご主人を緩く支える生活リズムが大切です。女性も高齢になると、徐々に掃除ができなくなり、整理整頓ができなくて、捨てられない物が増えていきます。食事や家事もおろそかになります。しかし、家事を続けることは一番いい認知症予防になります。もちろん、専業主婦であっても、楽しい要素、気持ちいい要素、会いたい人がいる要素を生活リズムに組み込みましょう。そうすれば、95歳まで非介護が実現できます。

就労ができれば、毎日の通勤でしっかり体力が維持できます。仕事に必要な情報や作業のために新しく学んだり、職場の同僚や仕事相手とコミュニケーションがとれるので、継続して脳に刺激が加わります。定年すると、新しい学習の機会が減り、学ぶことが難しくなります。仕事があるから、新しい学習ができるのです。もちろん、何かの事情で仕事を続けられない人でも、他の人とのコミュニケーションを楽しく続ければ、認知症の発症を遅らせることができます。

認知症リハビリテーション4段階の基盤

認知症リハビリテーションには、既にお話ししたように4段階あります。

最も大切なのが、筋力と体力の向上による身体づくりです。マシンや器具を使った純粋な筋力トレーニングを100歳でも行っています。ただし、いくら軽くても、その人が持ち上げられない重さのバーベルを無理に持ち上げるように強制してしまうと楽しくないし、〝拷問〟になってしまいます。その時点で5kgのバーベルを10回しか持ち上げられない人であれば、まずはその重さか、それ以下からスタートさせます。クリアできれば、「しっかりできましたねー。次は7kgで10回を3セットすることを目標にしましょう」といったように、達成できる目標で本人のやる気を促し、週単位でゆっくりと重さや回数を増やしていく必要があります。

私たちのリハビリテーション病院では100歳の患者さんにも毎日3時間のリハビリテーション訓練を行います。ぶっ通しで3時間の訓練を行うのではありません。朝9時から夕方17時までの間に、20分訓練を9回行ったり、運動負荷に応じて40分訓練を4回と20分訓練を1回行ったり、体力のある人には60分訓練を3回であったり、パターンは20分単位の9コマを日中の8時間の中で、患者さんの健康状態と目標に応じて、組み合わせていきます。担当の専門スタッフやトレーニングしているほかの人たちと交流して、切磋琢磨できる環境を整えています。

寝たきりを予防する立ち上がり訓練（スクワット）

高齢者が転倒して寝たきりや認知症にならないために、最も重要視しているのが、お尻と太ももの強化です。つまり、立ち上がり訓練（スクワット）です。イスに座った状態から、手は使わずに腰を浮かせてスッと立ち上がります。立ち姿勢では、床に踵をしっかりとつき、膝と股関節を伸ばして、お尻に力を入れて背筋を伸ばします。この姿勢を保つことがとても重要です。次に上半身を少し前に倒してお辞儀するような姿勢で腰をゆっくり落とし、再びイスに座ります。下肢の力が弱っているとドスンと座ってしまい、脊椎の圧迫骨折の原因になります。この動作を連続して30回が1セットで、それを朝、昼、晩と1日3セット行います。30回×3セットですから1日合計90回になります。ただし、これは屋内歩行が自由になる最低限の回数です。立ち上がり訓練が20回未満では、転倒リスクが高くなり、徐々に歩けなくなります。屋外で転倒しない筋力と体力を考えれば50回×3セット、1日合計150回が必要になります。この訓練を継続して行えれば、足腰の筋力や股関節の動きが保たれて、転倒や骨折が起こりにくくなるのです。

新しく学習することで脳活動を増やす

認知機能の低下を予防するためには、体を使う＝筋力と体力を向上させる筋肉強化だけでなく、頭を使う＝新しく学習することも重要です。

手の親指と他の指を交互に合わせたり離したりする親指体操などの手指訓練、積み木を使って立体を作る立体形合わせパズル、塗り絵や絵を描くなどの創作活動、簡単な四則計算や100マス計算（縦横に10個ずつ、マスのある左列と上列にそれぞれ0～9の数字が1つずつ書かれていて、それが交差するマスで足し算、引き算、掛け算、割り算をする計算トレーニング法）、文章を読んでから出題される質問に答える訓練など、さまざまな頭を使うトレーニングがあります。また、歌を歌ったり楽器を演奏したり、音楽を鑑賞する音楽療法もあります。いずれも、脳に快適な刺激を与えて脳活動を増やし、脳を活性化させるのです。これらの訓練にも、楽しい要素、気持ちいい要素、会いたい人がいる要素を組み込めるかどうかが、認知機能の向上に影響を与えるので、戦略が必要です。

やる気と達成感で認知機能を向上させる

頭を使う訓練を行う際に注意しなければならないポイントがいくつかあります。第一に患者さんの能力に合わせ、その患者さんが7〜8割くらいは成功できる難易度のトレーニングを選ばなければいけません。簡単すぎると飽きて続きませんし、ほとんど成功しないくらい難しいとやる気を失ってしまいます。また、決して無理強いをしてはいけません。患者さん自身に能動的に取り組んでもらうことが大切です。成功したときは褒めてあげ、感心するなど共感しながら、患者さんが前向きな気持ちを保てるようにサポートします。そのためにセラピストは会いたい人になる術を習得しなくてはなりません。嫌な人になると、訓練の効果は出ません。本人が嫌がる訓練を無理にやらせても、〝拷問〟になるだけです。そして、常に気持ちいい交流をとることです。訓練に取り組んでいる最中も積極的に声をかけ、やる気を引き出したり、達成感を感じてもらったりして、脳に快適な刺激を与えることが認知機能を向上します。

すなわち、筋肉量、筋力、体力、バランス、柔軟性（関節可動域）を強化する身体強化訓練と、コミュニケーションや新しい学習を核にした認知機能向上訓練が認知症予防の両輪になるのです。

糖尿病を予防して、生活習慣病予防

骨格筋はエネルギー消費量が最も大きい臓器です。筋肉を鍛えるとブドウ糖の消費量が増加して、筋肉のインスリン感受性もよくなります。このため、筋肉運動トレーニングを行うと、ブドウ糖がどんどん使用されて、血糖値が低下するので、糖尿病治療に極めて有効です。筋肉量の増加は基礎代謝量を増やし、さらにブドウ糖を消費します。これは体重管理につながり、血糖値が安定して糖尿病を長期的に予防できます。

私たちのリハビリテーション治療による筋肉増強運動では、入院時にＨｂＡ１ｃが12という重症糖尿病で脳出血の患者さんが、毎月ＨｂＡ１ｃが1ずつ下がり、6ヵ月後には6・1まで改善しました。入院時はインスリンも50単位以上使用した上に、経口血糖降下薬も多剤内服されていました。入院後2ヵ月でインスリン治療は必要なくなり、入院後5ヵ月で経口血糖降下薬も中止できました。体重も１２０kgから80kgまで減量できて、自宅退院となりました。筋肉増強運動は最強の糖尿病治療法なのです。もちろん、食事管理と体重管理が守れないと、リバウンドが来ますので、筋肉増強運動は治療と考えて一生続けるのが望ましいと思います。この患者さんは退院後も体重80kgをキープできていて、ＨｂＡ１ｃは運動療法と食事療法で正常値を保てています。

さらに、筋肉強化トレーニングや有酸素運動は、血圧を安定させ、コレステロール値を下げる効果もあるため、高血圧症や脂質異常症などの生活習慣病に有効です。この結果、筋肉増強運動は脳卒中や心臓病、動脈硬化性疾患などを未然に防ぐことになります。また、筋肉から分泌されるマイオカインという物質は、肝臓では脂肪を分解して脂肪肝を改善したり、肥満や糖尿病を予防したり、運動による健康効果を全身に届ける役割を果たします。そう、筋肉は全身にホルモンに似た物質を分泌できる最大の臓器であり、「脳筋連関」の要なのです。

運動習慣で免疫力もアップする

筋肉を鍛える運動習慣は、ミューズ細胞などの多能性幹細胞やマイオカイン、そして脳由来神経栄養因子（ＢＤＮＦ）などの物質を通してがんに対しても効果があると報告されています。

私もこんな経験を時々します。悪性脳腫瘍で手術した患者さんが寝たきりになり、家族がリハビリテーション治療で回復させてほしいと希望されて入院。入院して１ヵ月間のうち３週間は当院でリハビリテーション治療、１週間は化学療法のために他院に入院、というスケジュールを６ヵ月間繰り返しました。すると、入院後１ヵ月で患者さんのリハビリテーション意欲が向上してきたのです。6ヵ月後には、ひとりで歩いて自宅退院できるまで回復されました。この間、脳腫瘍は増大せず、「風邪もひかなくなった」と言われました。

退院後3ヵ月間は外来リハビリテーション治療に元気に通院されていました。しかし、自宅で転倒して急性期病院に運ばれて、安静治療を受けました。すると、そこで寝たきりになり、脳腫瘍がどんどん大きくなり、結局2ヵ月後に亡くなってしまったのです。運動機能が低下して筋力が衰えただけでなく、スタッフに声を掛けてもらうことで、頑張ろうと気持ちよく体を動かす意欲があった頃とは違い、急性期病床で孤立した状態となり、腫瘍を抑制する免疫力が落ちてしまった可能性も考えられました。また、筋肉から分泌されるマイオカインが大腸がんを予防するとの報告もあります。

自分のためのトレーニングメニューでメンタル予防

筋肉と骨を鍛え、柔軟性と脳機能を維持する「筋肉革命95」は、自宅でひとりでも実践できます。しかし、ひとりで継続するのはあまり楽しくなく、強い意志が必要です。また、身体能力の評価は自分では難しくなります。セラピストやインストラクターなどの専門家について行うのが望ましいといえます。年齢から考えると、50歳以下であれば自分ひとりでも無理なく行えます。しかし、50歳を越えると少ししんどくなってきて、60歳になったら誰かに助けてもらったほうが楽です。70歳を越えたらひとりでは難しいでしょう。やはり、誰かにおだててもらいながら、上手に背中を押してほしいと思います。

自分の身体や健康の状態を気遣って共感してくれる人がいるのは嬉しいことです。さらに、自分のためにトレーニングメニューを計画的に考えてくれて、筋肉増強や健康身体づくりを一緒に喜んでくれる人がいるのはなんて幸せなことでしょうか。身体が健康で逞しくなると、気持ちも元気になります。私も、病態生理学をしっかり学んだセラピストやインストラクターがいるパーソナルジムに通うことが楽しい生活習慣になっています。また、筋肉から分泌されるマイオカインは、脳神経細胞を活性化して、うつ病や不安を緩和して、ストレスを軽減することで心身の健康促進にもつながると報告されています。さらに、マイオカインはほかの脳内物質と連携して、脳を快適にする働きもあり、筋肉を増強することで、脳機能や精神機能が快適に保てます。この「脳筋連関」がとても大切なのです。

障害がでた時は、迅速に「攻めのリハビリ」が必須

有名なリハビリ病院で「もうよくならない」と治療を終えた、くも膜下出血の手術後に寝た

きりの男性患者さん（当時62歳）が来られました。当院の「攻めのリハビリ」で3ヵ月後には、杖歩行を軽介助で歩けるようになり、ひとりで身の回りの簡単な生活動作と用事ができるまで回復して自宅に帰ることができました。なぜ、当院の「攻めのリハビリ」では、人間力の回復（人間回復）が可能になるのでしょうか。

4段階の評価で「攻めのリハビリ」を実践

それは、4段階の評価が必要です。第一に脳画像などの病態生理画像診断から、障害がどの程度回復するのか、第二に病前の健康状態に今回の障害が加わることでどこまで回復できるのか、第三に年齢に応じてどこまで回復するか、第四に廃用症候群の重症度に応じてどこまで回復するのかを評価します。その予後予測に基づいて、今回発症した病気と全身状態をしっかり24時間看護ケア管理して、午前7時から午後7時まで徹底離床します。さらに、洗練されたセラピスト（理学療法士、作業療法士、言語聴覚士）によるリハビリテーション治療を毎日3時間、4～5回に分けて、チームで共有した最大限の負荷をかけて、最大限の回復効果を目指します。すなわち、「攻めのリハビリ」は、セラピストの訓練時間だけでなく、洗練された看護師と介護士と医師の戦力が揃ってはじめて成り立つのです。

動かさないことで生じる廃用症候群

廃用症候群とは、安静状態が続くことで、肉体的、精神的な機能低下が起こり、その結果として現れる症状の総称です。この男性の場合も廃用症候群による機能低下が重度でした。廃用症候群で心身機能が大幅に低下している患者さんの訓練では、「座らせる」「立たせる」「歩かせる」「コミュニケートする」作業を全力で行います。半年以上ずっと寝たきりだった患者さんでも、まずは「座る」「立たせる」「コミュニケートする」ことから始めます。ベッドに横たわった姿勢から、上半身を起こし、足の踵を床につけ、できるだけ背もたれに頼らずに座った姿勢をキープしてもらうのです。ただ、長期間寝たきりだったわけですから、座るだけでも最初はとても大変です。姿勢を維持できずにそのまま横に倒れ込んでしまいます。上半身を起こして立たせると数十秒もすると、血圧が一気に下がり、脈がふれなくなり、血の気がサーッと引いてフラフラして意識をなくしてしまうのです。起立性低血圧になると、座らせて立たせる訓練はいったん中断し、すぐ横になってもらいます。

起立性低血圧を克服する

セラピストは、患者さんの血圧や心拍数などの生体情報をリアルタイムに脈を確認しながら訓練を実施します。その脈拍の強さで患者さんの血圧が正常な状態に戻ったことを確認したら、再び座って立ってもらいます。その作業を短時間で何度も何度もコツコツ繰り返していくと、上半身を起こした姿勢でも血圧が下がらなくなり、座れるようになってくるのです。

座っても血圧が下がらなくなってきたら、朝、起きてから夕食の時間まで、原則はずっと離床して座ったままでいてもらいます。これは看護師の役目ですので、「攻めのリハ」の基盤は看護師にあるのです。日中はベッドには戻さず、覚醒を促し、生活リズムを作ります。これでも血圧が下がらなくなってきたら、リハビリの時間に「立たせる」「歩かせる」ことを並行して行っていきます。地面に踵をついて、膝を伸ばし、股関節を伸ばし、脊椎を伸ばし、姿勢を整えて立ってもらうのです。立ち上がると、全身に重力がかかります。それを脳に感じさせることで、重力が刺激になって今度は目が開いて意識状態が向上してきます。ただ、座った姿勢から立ち上がると、血圧が急激に下がります。起立性低血圧になったら、いったん座らせて、横にして、正常に戻ったら、また立ってもらいます。座らせる場合と同じくこれができるようになるまで根気よく繰り返していくのです。さらに、毎回の食事も、自分で口から食べられるようにアプローチを進めます。

「座る」「立つ」で日中離床の原則

長く寝たきりだった患者さんでも、だいたい1週間、長くても2週間くらいで、血圧の低下もなく「座る」「立つ」ができるようになってきます。逆にいえば、それくらい「座る」「立つ」は人間にとって重要で、リハビリテーション治療の大原則なのです。リハビリテーション治療は歩行訓練をしたり、器具を使ったトレーニングを想像する人がほとんどでしょう。しかし、入院時にはそれらができなくなった患者さんがたくさんおられます。まずは「座らせる」「立たせる」ことが人間回復治療の最も重要なスタートになります。しかし、「座る」「立つ」を軽視して、一日の中で訓練時間の2～3時間以外は、患者さんを病室で寝たきりのままにしておく病院がたくさんあります。これは、訓練時間以外の日中離床の介入は保険点数が加算されないためです。しかし、これでは人間力が回復しにくいリハビリテーション医療になってしまいます。

人は、「座る」「立つ」ができるようになると、さまざまな身体機能が活発になってきます。

刺激を受けた脳が元気になることに加え、寝転がった姿勢よりも起立姿勢の方が胸郭は動きやすく呼吸がしやすくなります。血液を心臓に戻すポンプ機能を持つ足の筋肉が動くことで全身の血液循環もよくなります。腸などの消化器の働きも活発になるため、排便も改善するのです。「座る」「立つ」ができるようになったら、今度は「歩く」です。

介助しながら歩かせることで、いままで使っていなかった足首、膝、股関節、脊椎、肩、肘、手首など、さまざまな関節部分の可動域が広がっていきます。また、〝眠って〟いた随意運動＝自分の意思で動作する運動が目覚めるため、それまでできなかった動作、たとえば自分ひとりで座る、立つ、着替える、顔を洗う、歯磨きする、髪をとかす……といったことが並行してできるようになってきます。来院された当日から、「座らせる」「立たせる」「歩かせる」を患者さんの全身状態を管理しながら繰り返すことで、人間力を回復させていく。これが「攻めのリハビリ」です。

「攻めのリハビリ」が必要になる前に

人は、もしもの時まで、もしものことは考えません。ある自治体の在宅医療連携会議に出席した際、愕然としました。課長さんが「アドバンス・ケア・プランニングのために、救急体制と看取り体制を整えるのが、私たちの自治体の課題です」というと、担当委員の医師もそれに強く同意したのです。それでは昭和時代の医療政策ではないでしょうか。「街内に助けてくれる支援体制をつくり、それを利用して回復する地域体制」を整えることが、地域で暮らす高齢者にはとても大切なのです。

アドバンス・ケア・プランニングは、Ａｄｖａｎｃｅ（あらかじめ）、Ｃａｒｅ（医療・介護・世話）、Ｐｌａｎｎｉｎｇ（計画する）の頭文字を取って、「ＡＣＰ」と呼んでいます。もしものときのために、医療や介護について前もって考え、家族や医療ケアチームと繰り返し話し合い、共有する取り組みのことをいいます。日本では２０１８年（平成30年）に厚生労働省がＡＣＰの愛称を「人生会議」としました。最善のリハビリと介護には、地域のＡＣＰ政策が強く影響するのです。つまり、壊れた時に、その地域で「攻めのリハビリ」治療が受けられるでしょうか。もちろん、壊れない方がいいのです。

人は障害を起こして初めて、予防しておけば良かったと考えます。そして、障害が元通りに戻ってほしいと願います。しかし、壊れた脳組織や脳機能は戻りません。脊髄も戻りません。壊れた心臓や肺、骨などの臓器も機能が落ちてしまいます。そうなんです。高齢になって、壊れてからでは遅いのです。壊れる前に、「攻めのリハビリ」治療を必要としない人生や社会の準備が必要なのです。

それが「筋肉革命95」です。サコーメソッドで「脳筋連関」を促進するのです。それをこれから説明します。

第4章

サコーメソッド（酒向メソッド）とは、どんなプログラムなのか？

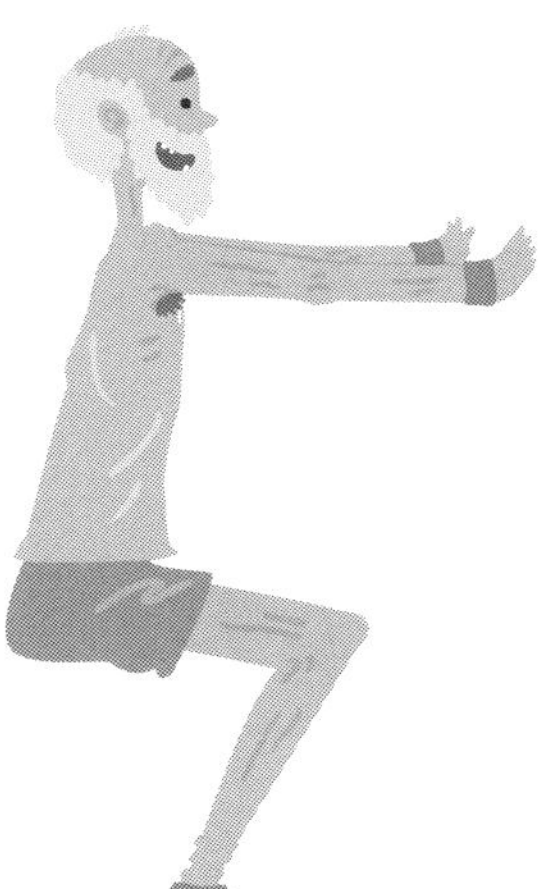

50歳からはパーソナルトレーニングが必要

高齢者の身体機能が加齢性変化で低下して介護状態に進行しないように、私たちはサコーメソッドを実践しています。そのポイントは7項目です。筋力、体力、バランス、関節可動域（柔軟性）、認知機能を向上して、健康医学を学び実践して、楽しんで生きることです。このうち、筋力、体力、バランス、関節可動域、認知機能、健康医学の6項目は、サコーメソッドの筋肉トレーニングで「脳筋連関」を促進して実践できます。もちろん、認知症予防は筋肉増強以外に、コミュニケーションや仕事と趣味を継続することも大切です。健康医学では筋肉増強以外に、美味しい食事管理や快適な睡眠管理と体重管理が必要です。また、楽しむためには、リラックスとリフレッシュ（リセット）がとても重要です。簡単に実践できますので、ぜひ、サコーメソッドのプログラムを試してみてください。

筋肉トレーニングに関しては、科学が重要です。高齢者の筋力を維持するには最大筋力の20～30％以上の負荷が必要です。さらに、筋力を増強するには最大筋力の40～50％以上の負荷が必要になります。すなわち、個人の全ての筋肉で、筋肉トレーニングのプログラムを個別作成する必要があります。厳密でなくても構いませんので、全体的に無理なく筋肉増強していくプログラムを作るのです。普通の人は、自分の筋肉の評価とプログラム作成はできません。そのため、高齢者の筋肉トレーニングには、サコーメソッドを理解したセラピストやインストラクターによる楽しいプログラム作成が必要になります。

高齢者が筋肉トレーニングできる環境を全国に

筋肉トレーニングには、高強度、中強度、低強度トレーニングがあり、全てが有効です。簡単にトレーニングの基本をお話しすると、「RM法」を用います。RMとは第3章でも説明しましたが、最大反復回数という意味です。すなわち、ある決まった運動強度に対して何回反復して関節運動を行うことができるかを表し、自分の最大の運動強度を判断する方法になります。1回持ち上げられる運動強度を「1RM」と呼びます。このため、1RMの〇〇％の運動強度を表す時には、「〇〇％1RM」と表記します。この約束を覚えたら、後は負荷の計算は簡単です。

高強度トレーニングでは、90歳の男女10人が高強度（80％1RMを8回が1セット）で週3日、8週間行った結果、90歳以上でも、筋肉トレーニングで筋肉量は増えて、筋力も増大するのです。

一方、中強度トレーニングでは40～50％1RMを8回行います。このトレーニングでも筋肥大が得られました。また、低強度トレーニングでは20～30％1RMで行います。体力のない虚弱高齢者に実践しやすいトレーニングです。こちらでは10～15回を繰り返すことで筋力が増強できました。このため、筋力のない高齢者の筋力増強トレーニングには、中強度か低強度を用います。そして、13ヵ所の筋肉を向上するように意識します。

すなわち、図1（43ページ参照）に示した13ヵ所の筋肉群です。①頭板状筋、②僧帽筋、③広背筋、④大腰筋、⑤殿筋群（大殿筋、中殿筋、小殿筋）、⑥脊柱起立筋（棘筋、最長筋、腸肋筋）、⑦大腿四頭筋、⑧ハムストリング、⑨ひらめ筋の抗重力筋と、⑩腹筋群、⑪大胸筋、⑫上腕二頭筋、⑬肩周囲筋群の上半身の筋肉群が身体づくりには大切です。

この13ヵ所の筋肉に対するトレーニングとして、8～10種類の筋肉増強プログラムを作成し、1セット8～15回として3セット行い、週2～3回で8週間のプログラムで導入します。筋力を維持する目的では、週1回の継続で構いません。ですから、筋肉量の低下がない50歳代や60歳代で開始する時は、週1回からの導入で大丈夫です。また、8～10種類のストレッチ運動は大切です。痛みや疲れが取れます。気持ちよくなるために自然に寝る前の習慣化ができます。ストレッチ訓練は、1つのストレッチ運動の時間を勢いをつけずに30秒間行うのが基本です。

大切なことは、サコーメソッドを有酸素運動として行うことです。有酸素運動は5分以上を継続することが基本で、一般的には、歩行、速足、ジョギング、トレッドミル、エアロバイク、エルゴメーター、プレステップなどを行います。サコーメソッドでは、筋力とバランスを鍛えて、ストレッチで関節可動域を整える総合プログラムを、途中で水分をとりながら40〜50分間継続して行います。この総合プログラムを行うこと自体が、体力を増強する良好な有酸素運動トレーニングになります。サコーメソッドのプログラムを実践できるセラピストやインストラクターを育成して、日本全国の地域に高齢者筋肉増強トレーニングができる環境を届けます。

普通のジムでは1割も続かない

マシンだけのスポーツジムでは50歳以上の人は1割も続きません。三日坊主になります。それはコミュニケーションがなく、楽しくないからです。50歳を越えて高齢になっていくと、誰かに見守られ、おだててもらいながら、筋力トレーニングをする方が楽しくなります。このため、50歳以上になると、マシンがあるだけのスポーツジムでなく、セラピストやインストラクターが評価や指導をしてくれるパーソナルジムが続く秘訣です。もう1つ大切なことがあります。それは料金です。パーソナルジムは自費で支払います。このため、毎月3万円以上を支払うのでは続きません。一生続けるためには、週1回で月4回のパーソナルジムなら、毎月1万2000円くらいの料金の社会貢献事業としてのパーソナルジムを選択することです。お近くのパーソナルジムの値段とコミュニケーションや学びの気持ちよさの状況を確認して、選んでみてください。

自分に合ったプログラムは専門家に任せる

自分に合った筋力トレーニングは、50歳以上の人が自分で決めるのは難しいと思います。専門家であるセラピストやインストラクターに任せるのがよいでしょう。

筋肉トレーニングには、高強度、中強度、低強度のトレーニングがありますが、全てが高齢者の筋肉増強に有効です。90歳代でも元気な人には高強度トレーニングで80%1RMを8回行えます。筋力のない虚弱な超高齢者には中強度トレーニングなら40~50%1RMを8回行いますが、低強度トレーニングでは20~30%1RMの負荷で10~15回を繰り返すことで筋力が増強できます。これらの筋肉増強とバランス、柔軟性と体力増強を50分以内に楽しく計画してくれるのが、セラピストやインストラクターの仕事になります。プログラムが終わった時に、疲れたけど、気持ちいいとか、楽しかったと感じないプログラムではダメです。

サコーメソッドのプログラムを実践できるセラピストやインストラクターは、筋力のない高齢者の筋力増強には、前述9ヵ所の抗重力筋と4ヵ所の上半身の筋肉群に対する、中強度か低強度の運動を8～10種類作成し、１セット8～15回として、週2～3回で8週間のプログラムで導入します。維持する目的では、週1回の継続でよいと思います。週1回で導入した場合は、3～6ヵ月で明らかな筋肉増強効果が実感できますので、楽しみに継続してください。

連続50分の楽しいトレーニングで耐久性もついてくる

筋肉トレーニング中に大切なことは有酸素運動を行うことです。有酸素運動は5分以上を継続することが基本です。一般的には、歩行、速足、ジョギング、トレッドミル、エアロバイク、エルゴメーター、プレステップなどを行います。サコーメソッドのプログラムでは、筋力とバランスを鍛えて、ストレッチで関節可動域を整える総合プログラムを、途中で水分をとりながら40～50分間継続して行います。この総合プログラムを行うこと自体が、体力を増強する良好な有酸素運動トレーニングになります。もちろん、元気が有り余った時は、トレーニング帰りに、２～７㎞ほど速歩やジョギングをすると、さらに有効です。

その際に大切な指標は、最大心拍数です。最大心拍数は２２０－〈年齢〉とされています。60歳の人で考えますと、心拍数が１６０まで大丈夫になります。しかし、普段、運動をしていない人に心拍数１６０への上昇は大変な負担です。心拍数を１２０程度にとどめるのが適切です。もちろん、心臓が強くなってきたら、１６０まで負荷をかけても大丈夫です。しかし、特に心不全の既往歴がある人は、この心臓負荷では心不全が増悪するので、心拍数を90までにとどめるように注意してください。苦しくない心臓負荷でのトレーニングが大切です。そして、心不全を改善する治療こそが、適切な筋肉トレーニングによる心臓負荷訓練なのです。

筋肉量、筋力、体力、バランス、関節可動域を保つには

筋肉は高齢になると、屈曲筋が優位になり、パーキンソン病のような姿勢になりがちです。このため、伸展筋を鍛えることが重要です。先にあげた抗重力筋を鍛えて姿勢をよくします。さらに、殿筋群と太ももを鍛えて、立派なお尻を作ることが重要です。１００歳でもヒップアップしたお尻を保てたら、転倒や骨折は防げます。握力が15kg以下では転倒しやすくなりますので、20kg以上への筋力強化が目安になります。

体力は無理のない有酸素運動を50分間は続けることが重要です。身体の基盤を作るには、週2〜3回を2ヵ月続けます。その後は週1回を継続します。勿論、初めから週2〜3回の導入が難しい人は週1回の低負荷で始めてください。徐々に体力がついてきます。6分間歩行テストで４００m以下の人は体力低下、屋外活動能力の低下と判断できます。２００m以下になる

と、身の回りの行動においても体力低下が起こりますので、有酸素運動による体力向上が必要になります。

バランスは、脊柱起立筋と大腰筋の強化訓練が必要です。凸凹の上を歩いたり、柔軟性の高いマットの上で片足で静止したり、中で水が動く10kg程度の重りを持って片足で静止したりすると、バランスが鍛えられます。また、通勤のバスや電車のなかで、つり革を持たないで立つことでもバランス訓練ができます。深呼吸でお腹に力を入れて、お腹をへこませる訓練は腹筋強化のために意識して行うことが必要ですが、バランス訓練は下腹部を引き締める効果と転倒予防になります。バランスはBBS（Berg Balance Scale）を利用して、56点満点で評価します。45点以下に低下すると、転倒するリスクが高まるので、下半身の強化が必要になります。関節可動域は、大きな関節である股関節、膝関節、脊椎、肩関節、肘関節などを十分に伸展と屈曲することが重要です。意識しない状態では屈曲した状態が長く続き、関節が伸びなくなってしまいます。関節可動域が保たれると、しなやかな動きで柔軟性が高くなり、関節の疼痛が予防できます。

健康医学では、生活習慣病を学び、筋肉、骨、脳神経についての知識を学び、生活習慣病の改善の仕方を学びます。加齢とつき合い、心身を大切にするケアを定期的、季節ごとに行うことが必要です。

健康医学の基本は美味しい食事

健康医学の基本は睡眠と食生活のリズムです。そして、食事で一番大切なことは、その人にとって美味しいと感じる食事をとることです。第二に、現在の体重と健康状態から、今後の栄養計画を考えること。第三に、自分の身体に適切なタンパク質の必要量を知ること。第四に、健康的な食事やカロリー量を知ることです。

まず、毎日、食事が美味しいと感じると幸せになれます。そのためには、お腹がすく必要があります。そこで、規則正しい食生活のリズムをつくることが重要なのです。私が好きな食べ物はカレーライスとお好み焼きなのですが、好きな物ばかりを食べる訳にはいきません。バランスよく栄養がとれるように1ヵ月単位で食材と栄養をざっくりと調整する必要があります。日本では毎月、季節の旬の食べ物が変わります。四季のある日本では一年を通して食事を楽しめます。なんと幸せな環境で私たち日本人は暮らしているのでしょうか。

体重管理、適切な体重を知る

第二に大切なことは、高齢者の適切な体重を知ることです。健康的な体重は〈身長－95〜110〉kgと考えてください。すなわち、〈身長－95〉kg以上の人は体重を減らすことが必要です。〈身長－105〉kg以下の人は体重を増やすことが必要になります。肥満気味の人は、60歳を越えると、糖尿病、高血圧症、脂質異常症と診断される可能性が高まります。放置すると、脳卒中や心臓病、さらに、認知症になりやすいです。まず、薬剤治療でなく、食生活による対策を考えましょう。肥満気味の人や内臓脂肪が気になり、お腹がポッコリしている人は、ケトジェニックダイエットが必要になります。一方、痩せ気味の人は、タンパク質とカロリーを適切にとって、筋肉量を増やして、筋力や体力を向上させましょう。痩せると骨粗鬆症も進行して、歩行障害や転倒骨折につながるため、栄養と筋肉増強による身体づくりが必要になります。

ケトジェニックダイエット

ケトジェニックダイエットでは、一日2食の規則正しい食生活のリズムにします。私もサコー流で実践しています。朝は5時起床ですが、水分のみです。コーヒーも飲みますが、砂糖はなしです。12時に病院で美味しい検食を食べます。500〜600㎉程度です。その後、20時に夕食をとるまでに、お腹がすくのでおやつは食べます。おやつは200〜300㎉程度です。

夕食はお腹がペコペコなので、がっちり美味しくタンパク質の多い食事をとります。夕食のカロリーは800〜1000kcal程度です。快適に仕事をするために、2回の美味しい食事で身体に栄養を与えるようにしています。夕食後の糖分は翌日12時の昼食までの16時間はとりません。水分補給のみです。このため、昼食ではお腹がペコペコになります。一方、痩せ気味の人はしっかりと3食規則正しくとってください。糖分をとる時間は12時間以上あけないと、血管内や内臓に脂肪がたまり、太ります。7時、12時、おやつ、20時と3食を規則正しい時間にとると、脂肪は蓄積します。しかし、夕食を18時にすると、翌日の朝食の7時までに13時間あきますので、血管内や内臓の脂肪が12時間以降に消費されて、太りません。規則正しい食生活は、体重管理と生活習慣病の予防にとても大切なのです。

必要なタンパク質量を知る

第三に大切なことは、一日に必要なタンパク質量を知ることです。必要なタンパク質量は、先程お話しした適切な体重（kg）の1・2〜1・5倍（g）です。筋肉を維持する場合は体重の1・2倍のタンパク質量で構いません。筋肉を増強したい場合は体重の1・5倍のタンパク質量を食事でとるようにしてください。60kgの人が筋肉量を増やす場合は、90gのタンパク質を一日の食事でとる必要があります。特に肉類は必須アミノ酸のバランスがいい良質なタンパク質源ですので、しっかり計画的に美味しく食べましょう。

そこで、タンパク質が多い食材を１００gあたりで紹介します。まず、肉類です。鶏ささみが24g、豚ヒレ肉が22g、牛ヒレ肉が19gです。このため、アスリートは、ささみ、鶏肉、ブロッコリを好む人が多いのです。魚介類では、カツオとマグロが26g、ウナギが23g、サケが22g、ブリが21g、サンマが18g、イカが20g、タコが16gで、不飽和脂肪酸が多く含まれ、中性脂肪やコレステロールを下げます。卵は12gですが、卵黄が16・5gで卵白が10gです。１つの卵においては、卵白量と卵黄量が2:1であるため、タンパク質量は卵白の方が多い計算になります。また、ビタミンとミネラル、脂質も豊富に含まれます。乳製品では、カマンベールチーズが19g、プレーンヨーグルトが3・6g、牛乳が3・3gで、カルシウムも豊富です。豆類では、油揚げが25g、豆腐は16g、大豆が15gで、食物繊維も豊富に含まれます。穀類は、食パンが9g、パスタが6g、そばが5g、白米が2・5gですが、カロリーは肉類以上に高くなります。野菜類は、枝豆が11g、たけのこが3・5g、もやしが3g、玉ねぎが2g、キャベツが１gなので、覚えておいてください。

地中海食とカロリー量の基本

最後に、健康的な食事といえば、地中海食が有名です。私が3年間暮らした北欧での食事はとてもシンプルで色合いも寂しいため、私は地中海食に肉を追加することを好みました。地中海食は彩りが良く、野菜、果物、パスタやパエリアなどの穀類、豆類、種実類にオリーブオイルを沢山使い、ハーブやスパイスをきかせた魚介類と適量のワインを楽しみます。ただ、オリーブオイルのカロリーは100gあたり894kcalと非常に高いため、当然とり過ぎるとカロリーオーバーで太る原因になります。カロリーに関する方針はとてもシンプルです。一日に必要なエネルギー量は60歳以上の男性で2200kcal、女性で1800kcalです。体重を増加させたい人は一日の蓄積量として一日200〜700kcalを追加します。体重1kgを増加させるには、7000kcalが必要になります。一方で、体重を減少させたい時は、一日のエネルギー量を1200kcalまで減らします。また、脳出血などの治療で、100kg以上の人を標準体重近くまで戻す治療時は3ヵ月間は一日のエネルギー量を600〜800kcalにまで減らします。

高齢者の健康管理の基本で最も重要なことは、実は毎日の食生活の管理なのです。美味しい食事を楽しみながら、筋肉トレーニングで衰えない筋肉量を保ち、生活習慣病や骨変形、そして、認知症を予防することは、毎日、普通にできることなのです。

快適な睡眠がひらめきを生む

健康医学には良質な睡眠が必要です。では、どのような睡眠が良質な睡眠なのでしょうか。それは基本的には快適と感じる睡眠です。睡眠には、頭頸部の筋肉がほぐれていることが大切です。その方法はのちほど詳しく説明します。睡眠リズムが崩れると、気持ちよくない生活となり、思考力が低下します。ホルモン的にも23時から3時までは睡眠することがとても大切になります。高齢になると、睡眠時間は6時間程度ですので、23時から5時までは睡眠をとることが望まれます。着床時間としては前後に1時間と考えると8時間になります。すなわち、22時から6時までを着床時間と考えて、6時間睡眠をとる睡眠リズムをつけることが快適な睡眠をとる秘訣になります。そして、日中は離床して活動して、30分以上の日光浴が健康によく、昼寝は20分以内にとどめることが大切です。

一方、脳は睡眠中でも能動的に情報を処理しています。脳は、以前に取得した記憶をもとにして、学習していない推論知識を導き出すことができるのです。なんと、寝ている間に、勝手に推論知識を作ります。夢を見る人は多いと思いますが、ある事柄についていつも考えていると、推論知識が生まれる科学が明らかになりました。その機序を説明します。

睡眠は「ノンレム睡眠」と「レム睡眠」という2つの睡眠段階に分類され、ノンレム睡眠とレム睡眠は約90〜120分周期で一晩に3〜5回繰り返されます。ノンレム睡眠は散在している記憶を整理し、レム睡眠が整理された記憶から推論知識を計算するのです。つまり、覚醒時には実現が困難な情報処理を潜在意識下の脳が行うことが明らかになったのですから、驚きです。

入眠前に、あれやこれやと考え事を思い巡らすと、翌日、目覚めた時に良いアイデアを思いつくという科学が証明されたのです。やはり、科学はとても夢があり、素晴らしいと思います。そして、睡眠中に処理された情報は潜在意識下に存在します。それがリラックスしている最中に意識に上がることがあります。そう、リラックス時にひらめくのです。

つまり、いろいろと勉強して、いつも考えていることが大事なわけです。そうすると、勝手にレム睡眠で推論知識が作られて、ひらめくことにつながるというわけです。レム睡眠が大切なのです。ひらめく時間のためには、その人その人に適したリラックスの時間を持つことも大切です。いろいろ考えて夢を追っている人は、睡眠中にも脳は盛んに活動しています。脳を活動させていると、認知機能も向上します。認知機能の低下を予防するためには、いろいろと興味のある物事を考え続けること、そして、ほかの人と話し合い孤立しないこと、人との交流を楽しむことが大切です。ですから、ひらめきがある間は大丈夫です。ぜひ、みなさんも考える睡眠を試してみてください。

刺激的なコミュニケーションが必要

認知機能を維持するためには、楽しい交流や新しい学びが必要です。コミュニケーションがなくなると、認知機能が低下することは科学的に証明されています。人とのコミュニケーションを行うために、パーソナルジムやデイケアを利用することは極めて有効です。セラピストやインストラクターは身体状態や健康状態をいつも気にかけてくれますし、心のケアもしてくれます。また、筋肉が増強して健康になると、一緒に喜んでくれるのです。誰が他人の健康を一緒に喜ぶでしょうか。こんなありがたい機会は上手に利用すべきです。毎週定期的にパーソナルジムでコミュニケーションをとることがサコーメソッドの核になります。

趣味の継続で幸せを感じる

楽しみは一人一人異なります。サコーメソッドでは、楽しいことを見つけることと、毎日楽しむことを大切にします。そして、楽しいことが見つかれば、それを毎日の生活リズムに組み込みます。すなわち、仕事が楽しいことであれば、一生続けるべきです。会社を定年退職した後も、同じような活動を楽しく続ければいいのです。それが仕事となっても、ボランティアとなっても、楽しければ続ければいいのです。毎日、楽しい時間を持つこと、自分の存在感を感じる時間を持つことは脳に快刺激を与えてくれて、極めて重要です。

多くの人が楽しいと感じるのは趣味です。その趣味が毎日できるものなのか、適度に行う程度がいいのか、それはその人の感性によります。最も楽しいと感じることは、他人が喜んでくれる活動やお手伝いです。その時、幸せを感じるのです。それができている間は、楽しい生活になり、認知症を予防できます。その活動やお手伝いが趣味の人は一生幸せに暮らせます。楽しいことは何であるのかを自覚する時間がとても大切になります。

自分なりのリラックス方法を持っておく

サコーメソッドはリラックスできることを大切にします。リラックスとは、緊張がなく、心身ともにくつろいだ状態になることです。

身体的なリラックスには、①寝る前にストレッチやヨガをすること、②手や足のツボをおすこと、③サウナに入ること、④風呂に入ること、⑤温泉に行くこと、⑥マッサージを受けること、⑦20分の仮眠をとること、⑧10時間程度の十分な睡眠をとること、⑨体力を使いすぎないこと、⑩瞑想すること、⑪パソコンやスマホなどの利用を休むこと、⑫休日も生活リズムを崩さないこと、などの方法があります。

精神的なリラックスには、①笑顔を意識すること、②整理整頓や掃除をすること、③自分で自分をほめること、④考えを書き出して整理すること、⑤大泣きできる映画をみること、⑥行ったことのない場所や自然が豊かな場所に行くこと、⑦机の上に植物を置くこと、⑧カラオケに行くこと、⑨音楽を聴くこと、⑩温かいものを飲むこと、⑪好きな香りをかぐこと、⑫夕食には消化のいい食習慣をつけること、⑬ナッツやカカオチョコレートを適度に食べること、⑭深酒をやめること、⑮集中した2分間の読書を繰り返すこと、などの方法があります。

このリラックスできる時間は、思わぬひらめきが起こる時でもあります。心身をリラックスする時間や方法を見つけることが認知症の予防になります。自分のリラックス方法をいくつか持っておくことが大切です。

私のリフレッシュ、リセット方法は朝風呂

毎日のリフレッシュやリセットをどのようにしていますか。毎日を気持ちよく、元気に始めるためにしているルーティンはありますでしょうか。私の起床は午前5時です。毎日とても目覚めが悪く、まぶたは重たく、腰痛などの関節痛もあり、身体もだる重たい不快な朝を迎えていました。ところが、東京で仕事を始めるようになった42歳の時に、あるルーティンを始めてから、毎日リフレッシュできるようになりました。しっかり目覚めて、腰痛などの疼痛もとれて、身体はしゃきっとして、一日、元気に働く気持ちがみなぎるようになりました。まさに、心身のリフレッシュです。

その解決策は、朝風呂に入ることでした。もちろん、要領があります。午前5時1分に38度の少しぬるめの湯舟に入ります。歯磨きをしながら、追い焚きを始めます。少し温度が上がると、鳥肌が立つほど気持ちよくなります。身体が温まったら、髪、顔、身体をそれぞれ別の洗剤で両手のみで丹念に洗います。特に背中は肩関節の柔軟性がないと手が届きません。私が手で身体を洗い始めたのは、皮膚が弱く、皮膚科の先生に手で洗うようにすすめられたからでした。お陰様で、背中を両手で洗える関節可動域が保たれています。全てを丸洗いできたら、再び、

湯船にゆっくり入り、少し熱く感じるまで朝風呂を楽しみます。すると、追い焚き効果で汗がでてきます。深部体温が上昇した証拠です。この時点で、しっかり目覚めて、頭も快適で爽快な気分になれます。毎朝30分ほどかかります。しかも、汗がひくのに、さらに10分ほどかかります。朝の貴重な時間ではありますが、この深部体温を気持ちよく上げる朝風呂効果で、毎朝がとても快適で幸せです。

腰痛が気になる時は、湯船の中で、脊椎の屈曲（膝に額をあてる程度）と伸展（エビぞり）の繰り返し運動10回、骨盤の左右への回旋運動（上半身は上向きで、膝を左右に90度以上回旋）10回を1セットとして、1～2セットします。これで腰痛もすっきりとれて、今日一日が元気になります。是非、寝起きが良くない人や寝起きに身体に痛みがある人は試してください。毎日がとても気持ちよい朝に変わると思います。もちろん、この入浴方法によるリフレッシュ効果は朝以外の時間でも有効でした。

第5章

サコーメソッドの実践
素敵な身体づくりのプログラムとは?

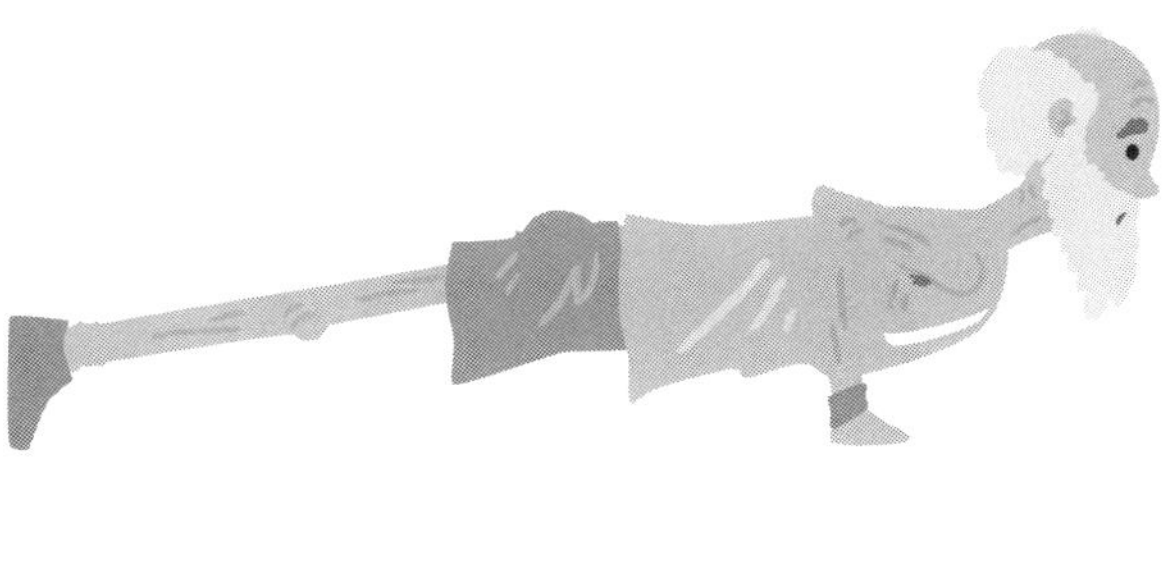

快適な身体づくりの基本は、ハリのあるお尻と太ももを保つことです。すなわち、下半身の大きな筋肉群を鍛えることが最も大切です。また、首や肩のこりや痛みをとるために、首肩回りのストレッチと疼痛予防の筋力強化が必要になります。そして、腰痛やお腹ポッコリを改善して、シュッとした身体と背筋を保つためには、股関節のストレッチに加えて腹筋と背筋の体幹周囲強化を行います。

さあ、少しずつでも大丈夫です。ウォーミングアップ、ストレッチ訓練、筋肉増強トレーニング、クールダウンの4段階の方法を学んでください。ウォーミングアップとクールダウンは同じ7種類の運動の繰り返しになります。ストレッチ訓練と筋肉増強トレーニングは8種類ずつになります。ストレッチ訓練は疲れや痛みを癒やし、気持ちよくする時間です。毎日、大切な時間になるでしょう。筋肉増強トレーニングは、自分の虚弱な部位を強化します。続けると、確実に成果が出ますので、楽しくなります。慣れてくると8種類がスムーズにできますが、慣れるまでは4種類ずつでも構いません。その基本は、首肩回りを1種類、体幹を1種類、下半身を2種類で、ストレッチ訓練と筋肉増強トレーニングを行ってください。

ウォーミングアップは運動の準備体操です。少し身体が温まります。ストレッチ訓練では、今まで意識してなかった関節や筋肉を意識してしっかり伸ばして、痛みをなくして気持ちよくなりましょう。1つのストレッチ時間は勢いをつけないことが大切です。30秒間保ちます。そこで、ストレッチ訓練にも筋力が必要なことが理解できます。いよいよ、筋肉増強トレーニングです。それぞれの筋肉群を意識して、少しずつ強化しましょう。8〜15回を1セットで3回繰り返します。終わった後に、筋肉が少し張る感じが気持ちいいです。最後は、クールダウンです。ゆっくりと息を整えて行いましょう。

この気持ちいいサコーメソッドの身体づくり運動は、連続して50分間行います。週に2〜3回が適切です。導入は全てをパーソナルジムでお願いして、身体を慣らすのがとても楽です。約2〜3ヵ月で慣れてきたら、ストレッチや筋力トレーニングを自宅で自主的にできるようにします。週1回はパーソナルジムで定期的にチェックしてもらい、筋力、体力、関節可動域とバランスを保ちましょう。勿論、週1回でパーソナルジムトレーニングを開始して、継続するのでも構いません。さあ、始めましょう。

ウォーミングアップ & クールダウン
（ゆっくり行いましょう）

1 立位で肩幅に足を開き、1、2、3、4、5と声を出して、5秒腹筋に力を入れます。

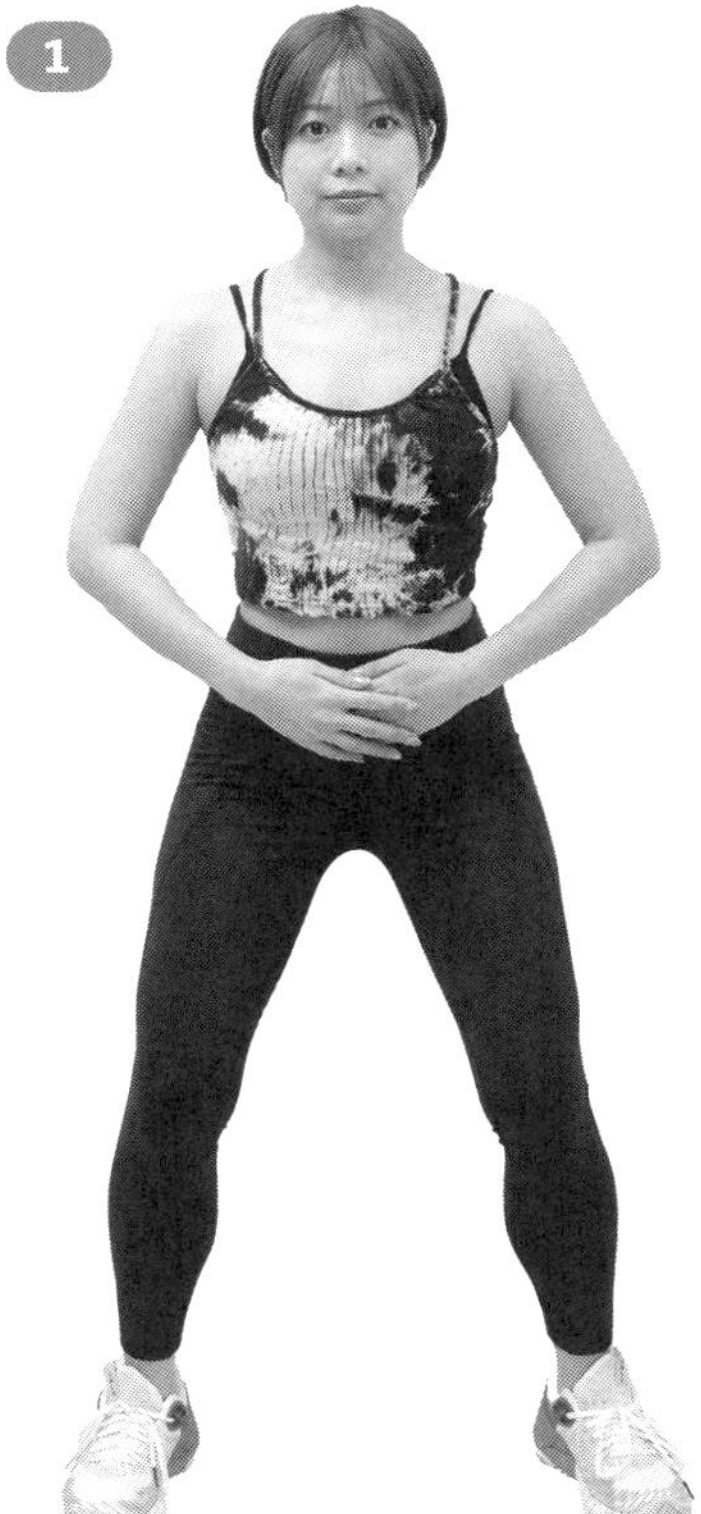
1

2 **[2-1] 両手を組み、上に伸ばして、身体を伸ばします。**
[2-2] 1、2、3、4、5、6、7、8と声を出して、側方に倒します。
左右に8秒ずつ倒します。

2-1

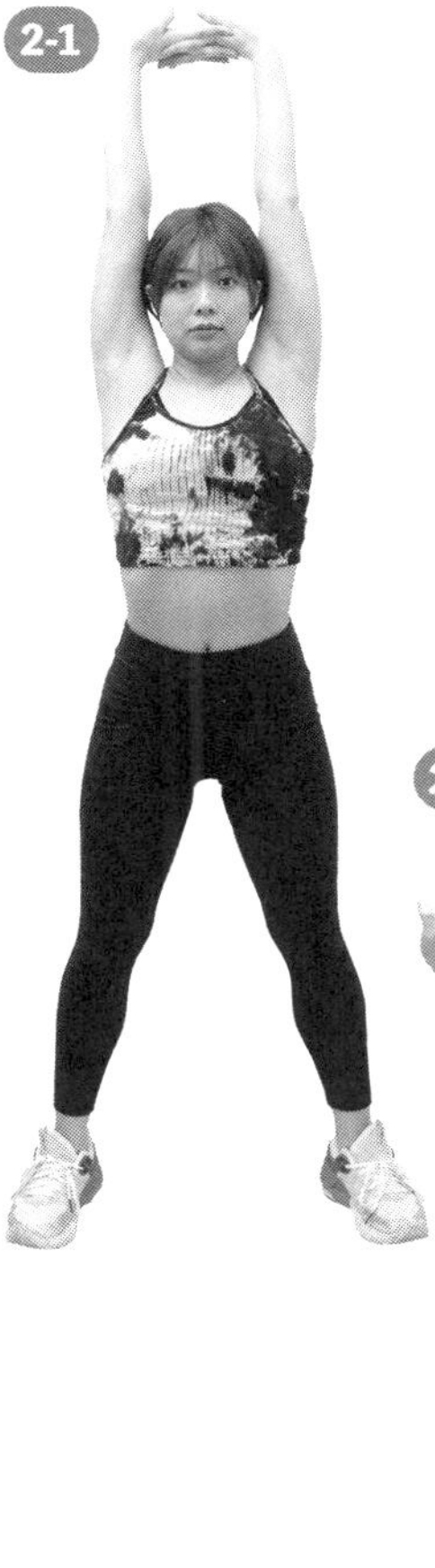

2-2

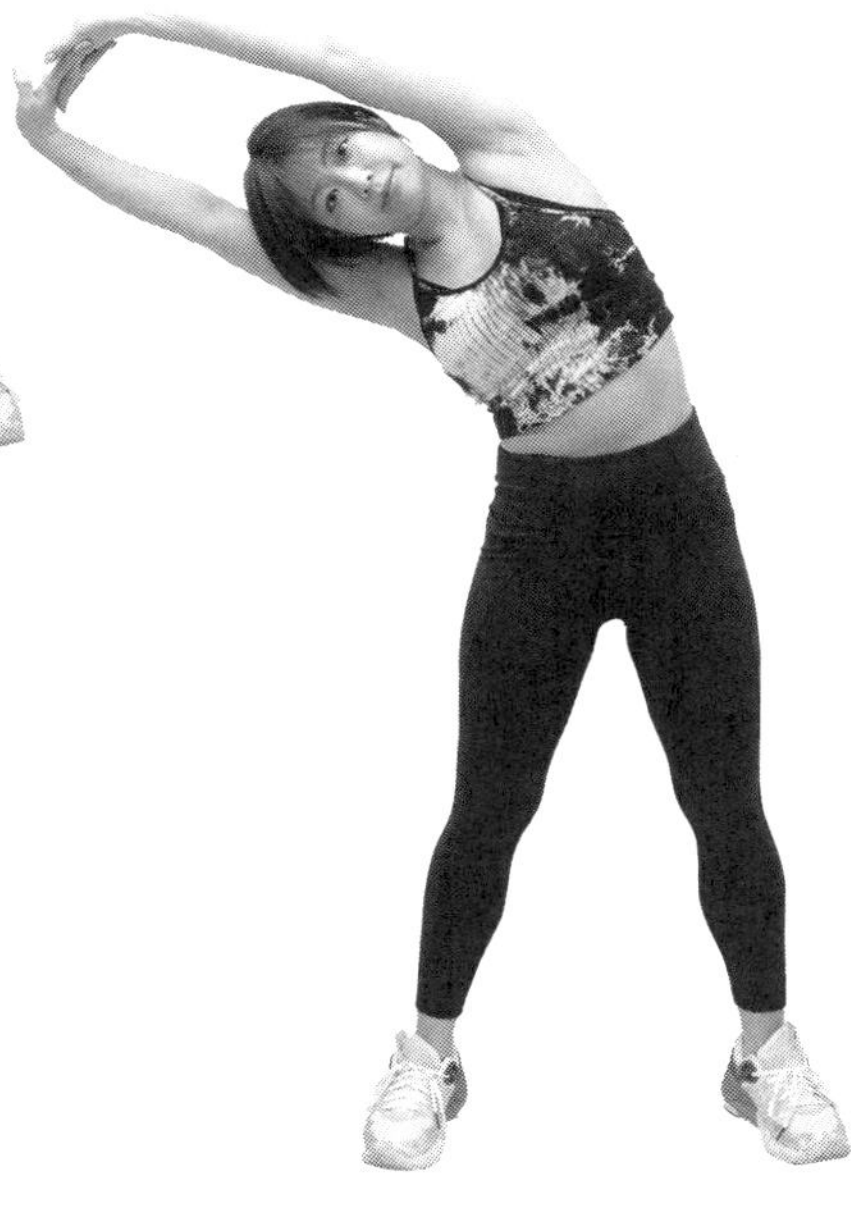

3 ［3-1］同じ立位で、両足を内またにして、［3-2］身体を右後ろにひねります。

［3-3］1、2、3、4、5、6、7、8と声を出して、次に、左後ろにも8秒ひねります。

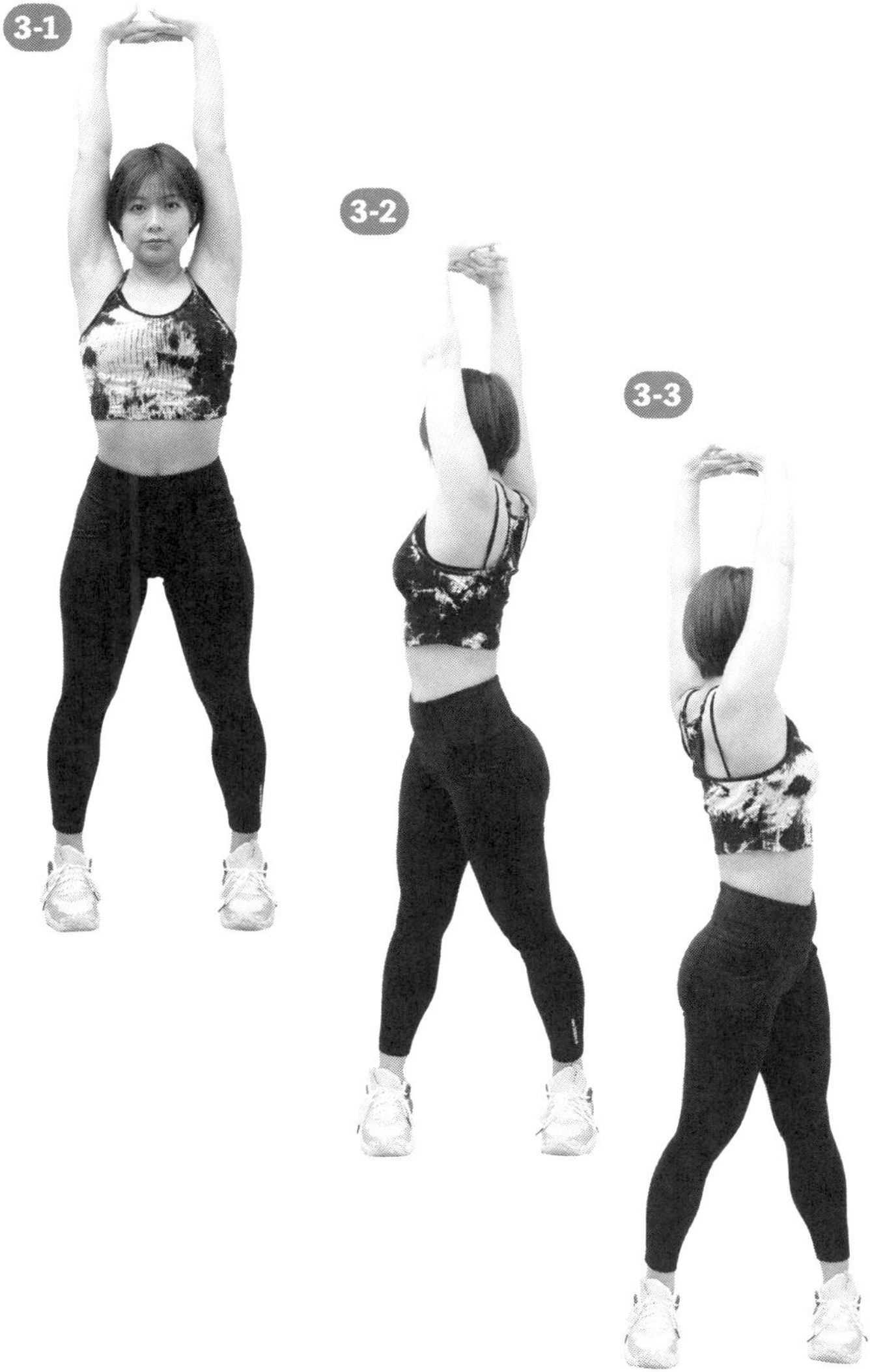
3-1
3-2
3-3

4

［4-1］右足を前に出して、アキレス腱を8秒伸ばします。

［4-2］同様に、左足を前に出して、アキレス腱を8秒伸ばします。勢いをつけずに、しっかり伸ばしてください。

4-1

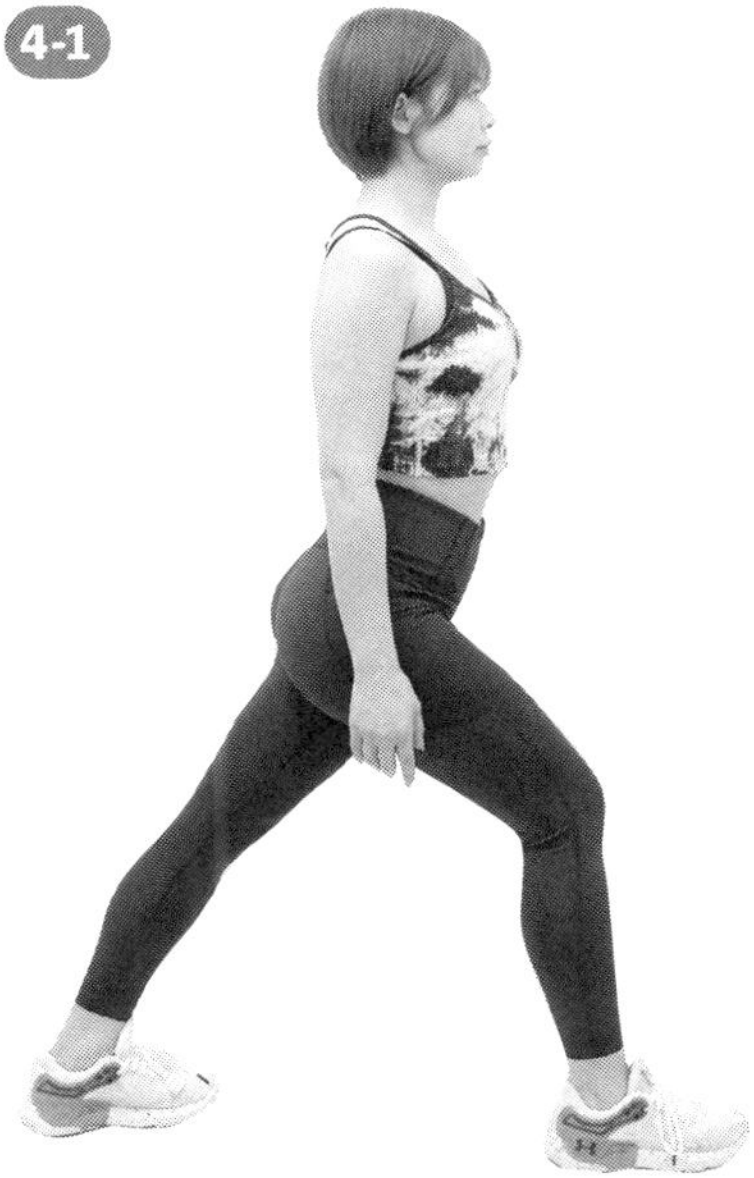

4-2

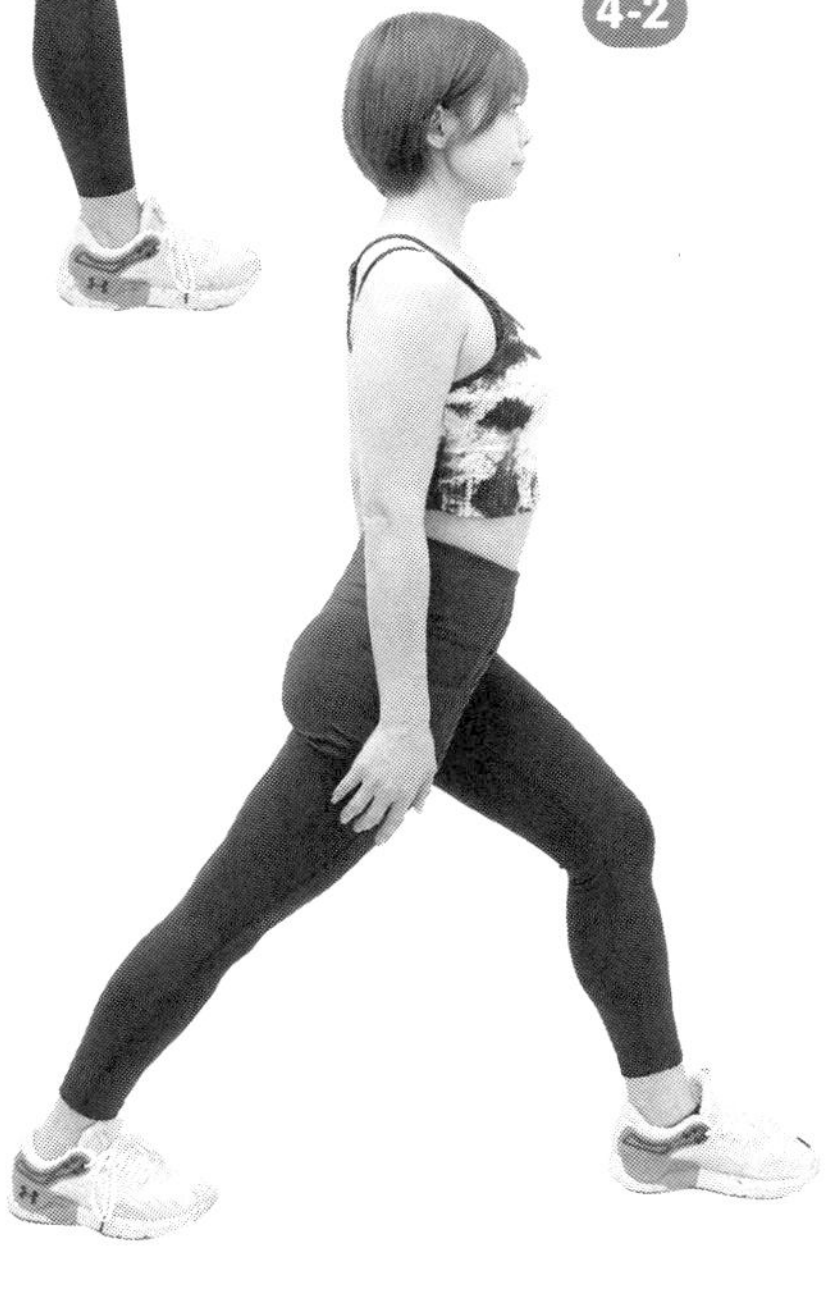

5

［5-1］右足を一歩前に出して、前屈して、片手で右足先を8秒触ります。

［5-2］同様に、左足を一歩前に出して、左足先を8秒触ります。可能なら両手で足先を触ります。

5-1

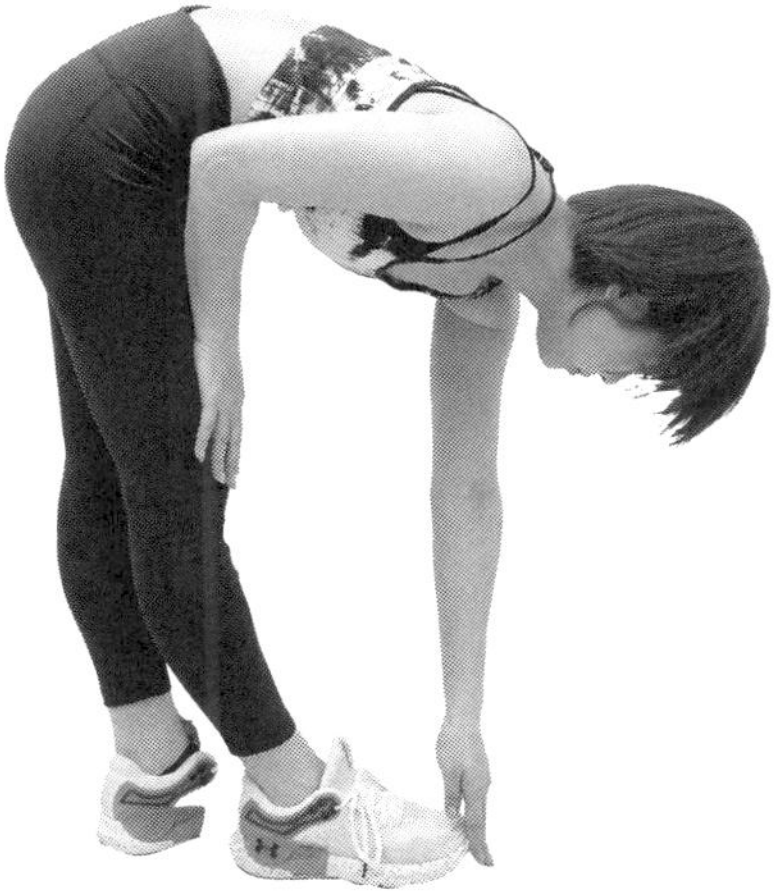

1
2
3

5-2

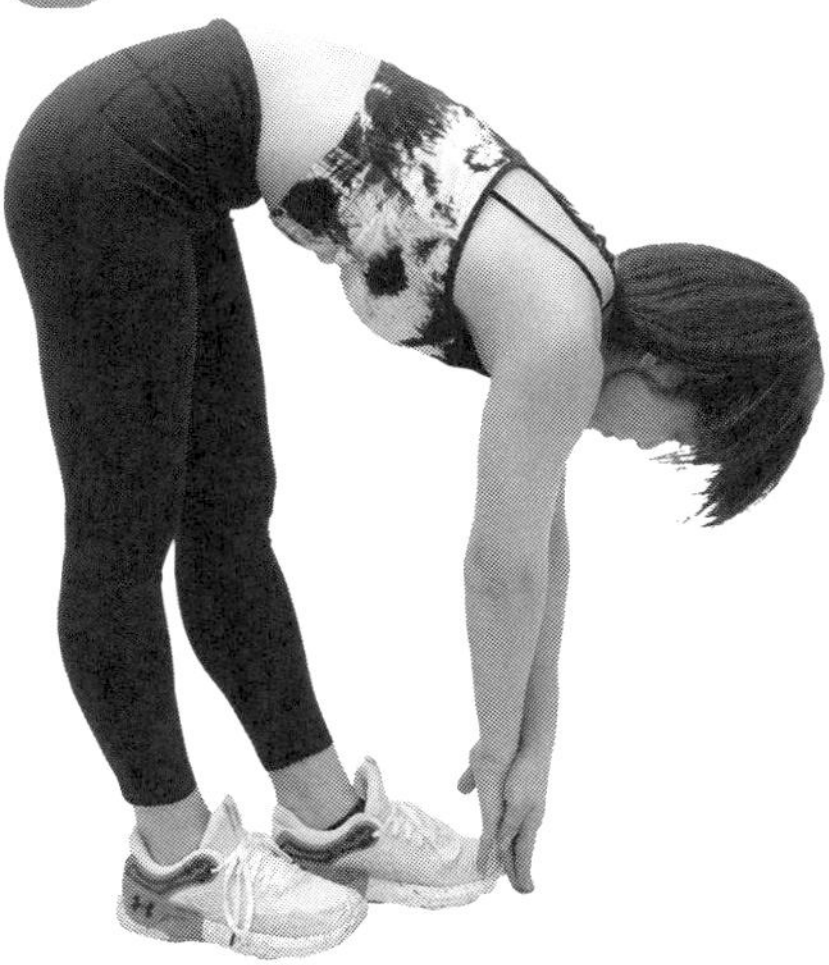

6 ［6-1］肩幅に足を開き、［6-2］1、2、3、4、5と声を出して、後方におしりをつき出して、スクワットを5回行います。

6-1

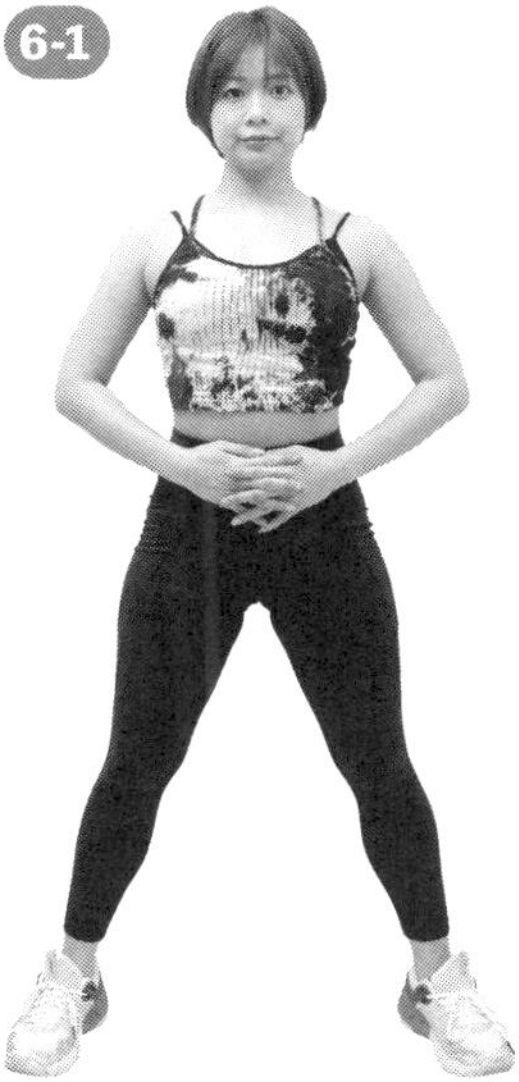

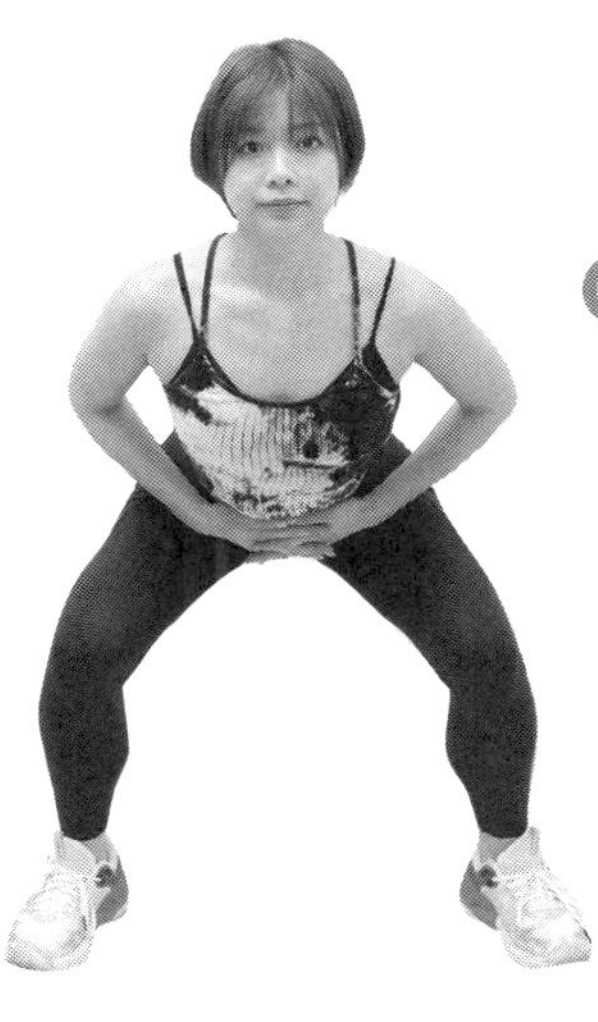

6-2

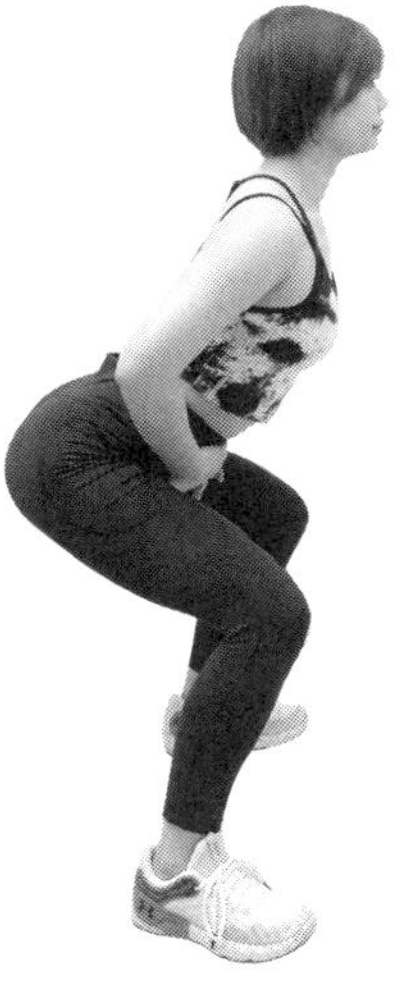

7 ［7-1］最後に、大きく腕を上げて回して、［7-2］前面でクロス後に、［7-3］両腕を開いて深呼吸を2回行います。

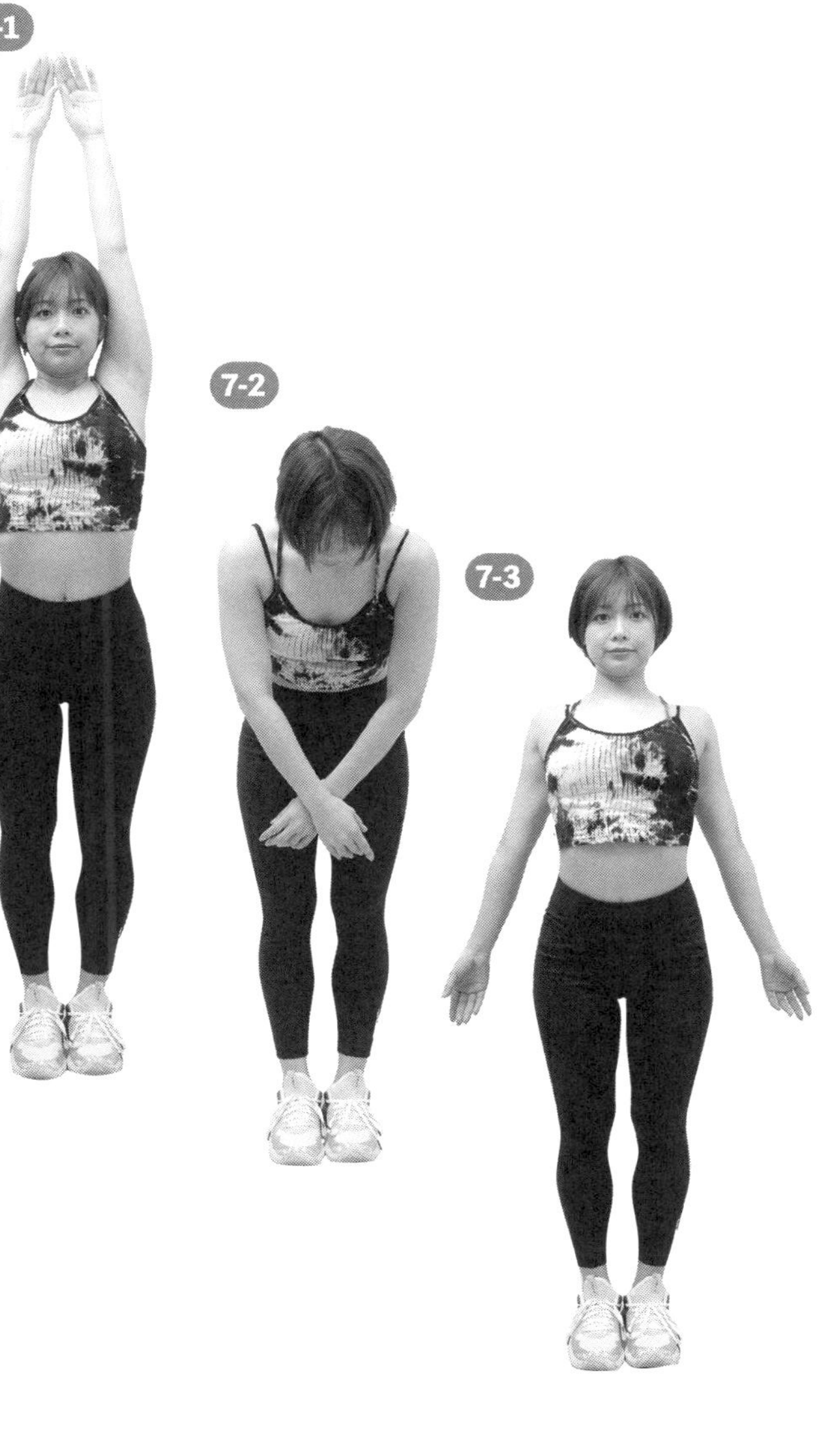
7-1
7-2
7-3

ストレッチ訓練
（関節可動域訓練）

1 《頸椎・後頭頸部周囲筋群》

フォームローラーを後頭部から後頸部の下に置き、頭を左右に大きく動かすことで筋肉や頸椎関節をほぐし、こりや疲れをとります。

1

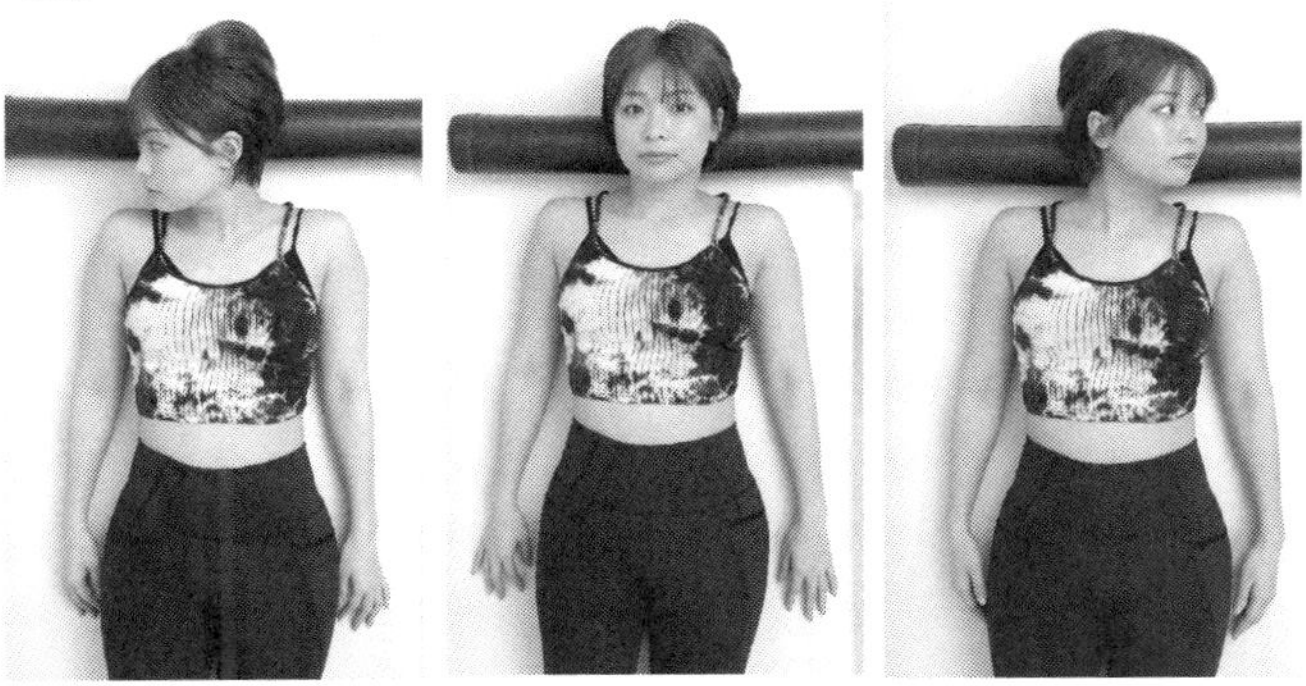

2 《頸椎・僧帽筋群》

［2-1］椅子に座り、右手で椅子の背もたれの左端をつかみ、左手で右後頭部を持ちます。

［2-2］左斜め下に頭を30秒倒し、右の首の後ろがストレッチされるのを感じます。

［2-3］同様に、左手で背もたれをつかみ、右手で左後頭部を持ち、左の首の後ろを伸ばします。

2-1

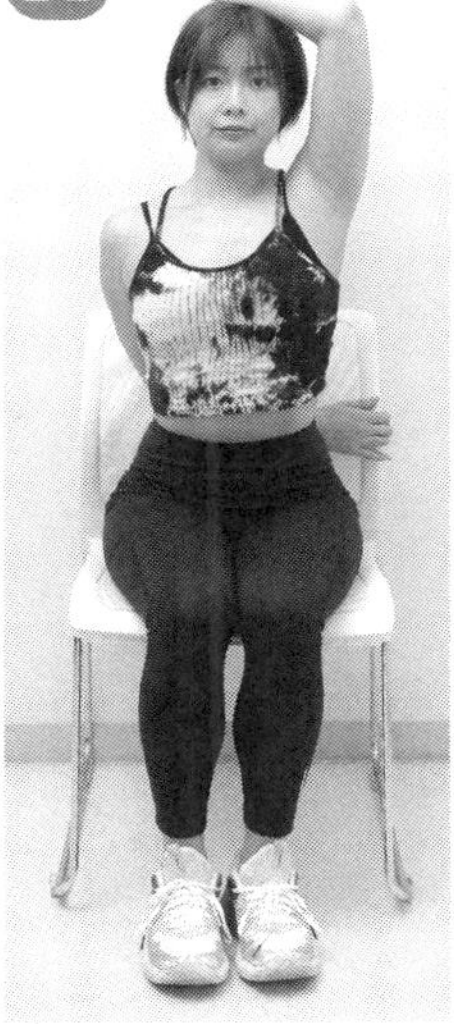

2-2

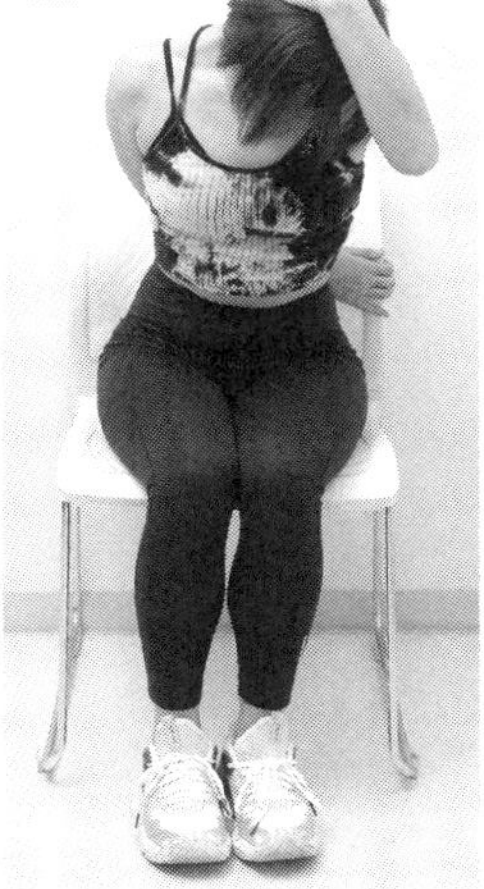

2-3

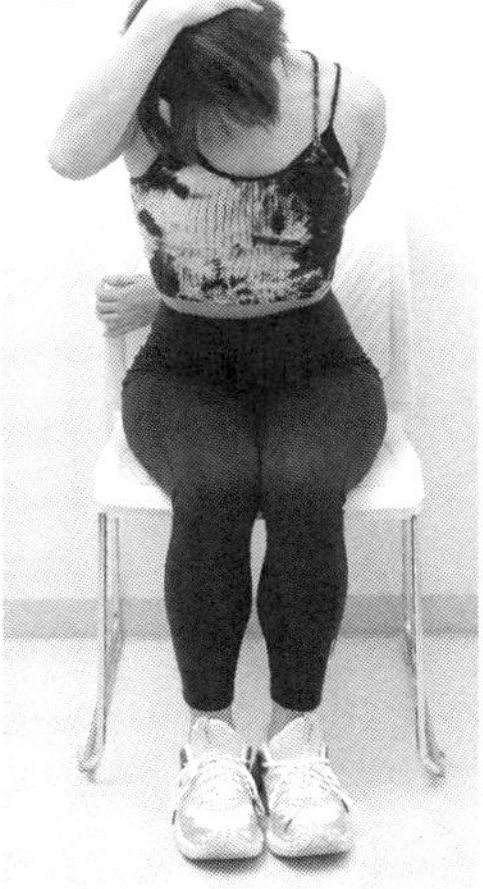

3 《肩関節周囲・大胸筋周囲筋群》

［3-1］肩関節は屈曲・伸展、外転・内転、外旋・内旋の運動ができますが、特に、屈曲と外旋の運動が重要になります。ストレッチマシンを使えば、簡単に写真のように肩関節の屈曲や外旋ができます。

［3-2］マシンがない場合は、バンザイの姿勢で壁に手をつき、180度まで肩を屈曲することができます。

［3-3］また、壁に曲げた肘をつけ、肩を外旋して30秒保ちます。

［3-4］さらに、床に座り、背中で両手を組んで胸を張り、大胸筋を伸ばし、肩甲骨を寄せるように30秒保ちます。

3-1

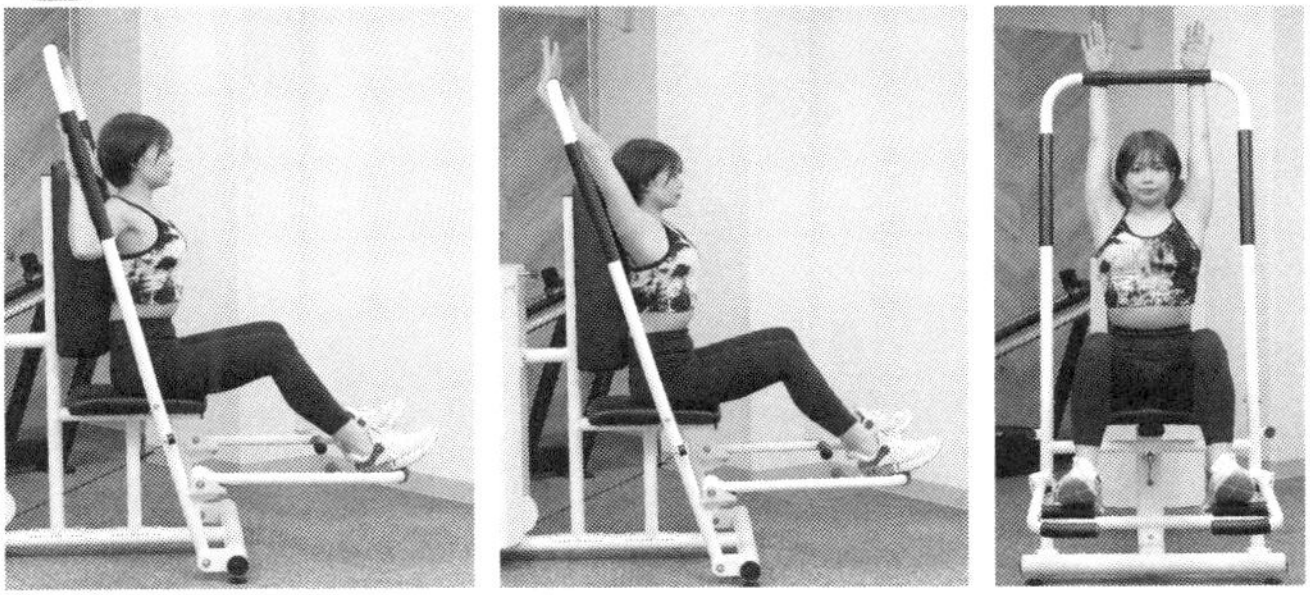

3-2

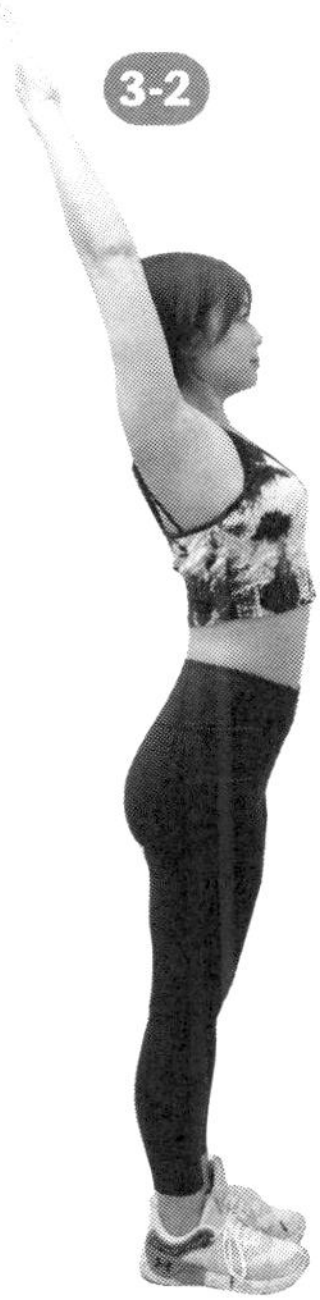

3-3

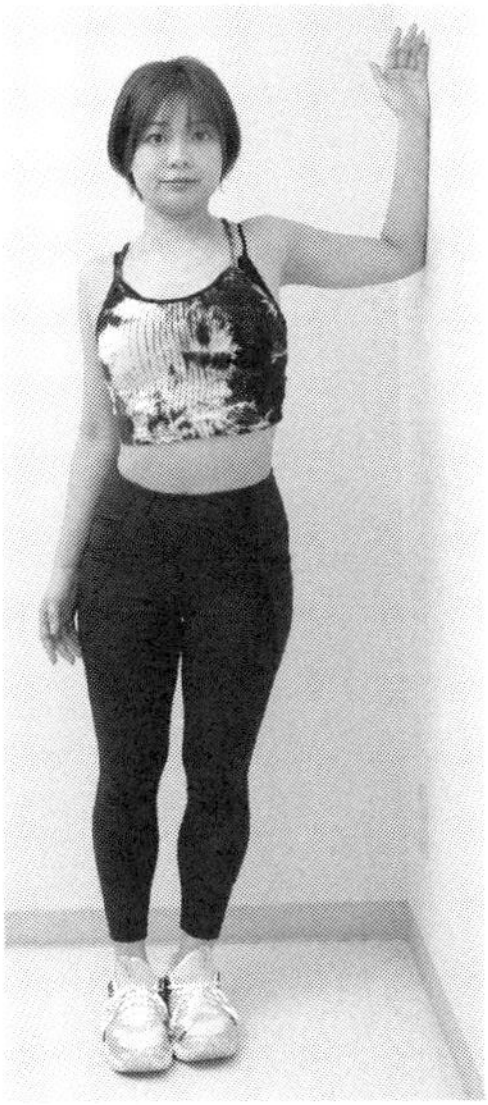

3-4

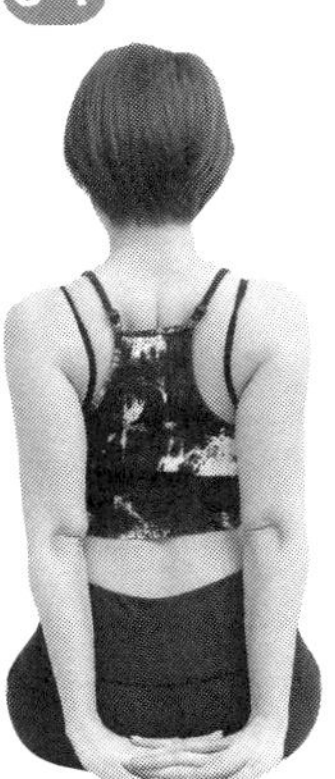

❹《脊椎・脊柱起立筋群》
［4-1 ～ 4-3］仰向けで膝を立て、フォームローラーを腰から首までゆっくり移動させて、30秒脊椎を伸展させます。毎回、ボギボギと音がしますが、可動域がよくなり、気持ちよくなります。
［4-4］次に、フォームローラーを骨盤の下まで移動させて、お尻をあげて、両膝も抱え込み、腰を屈曲させる姿勢を30秒保ちます。これで、腰痛がとれて、とても気持ちよくなります。

4-1

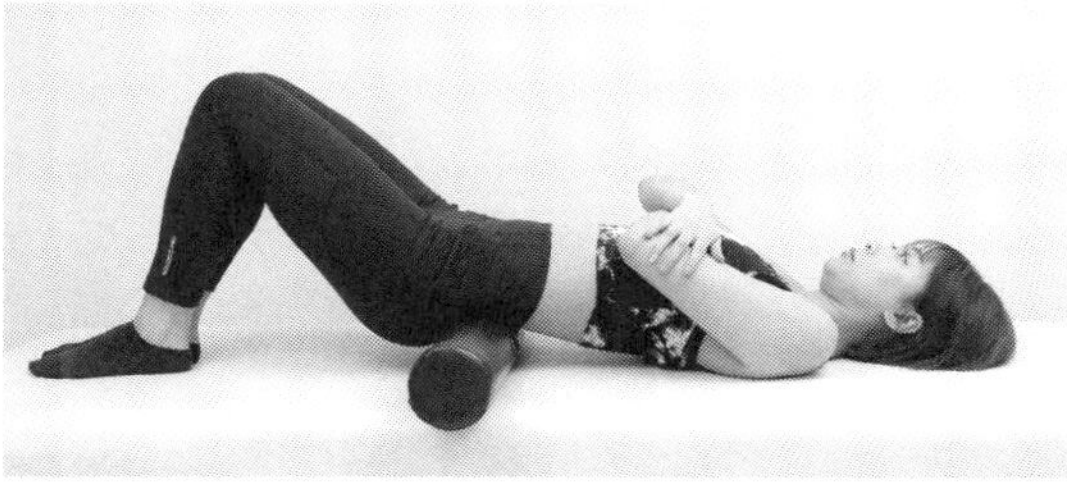

4-2

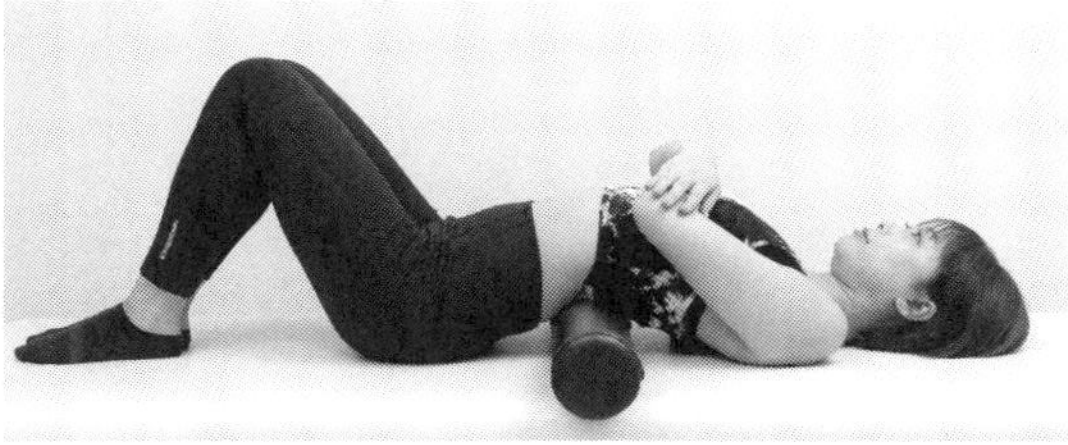

4-3

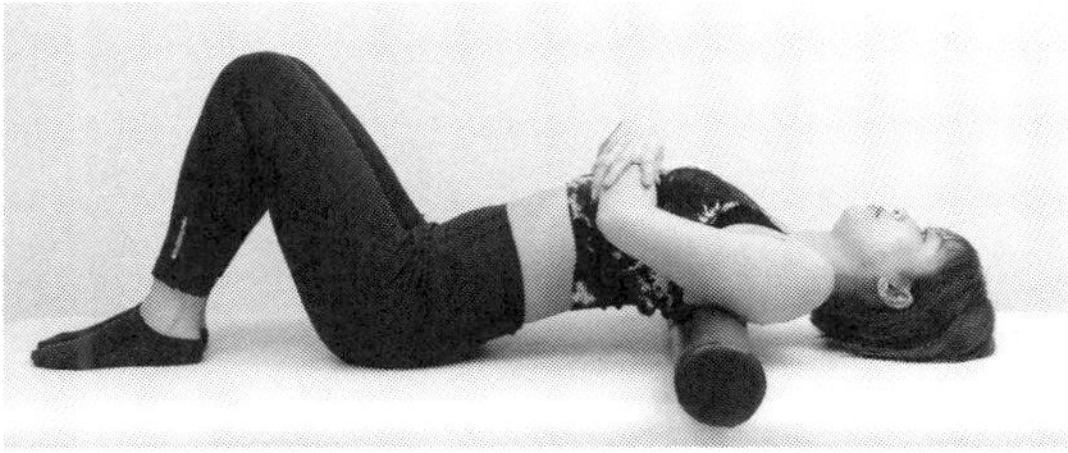

4-4

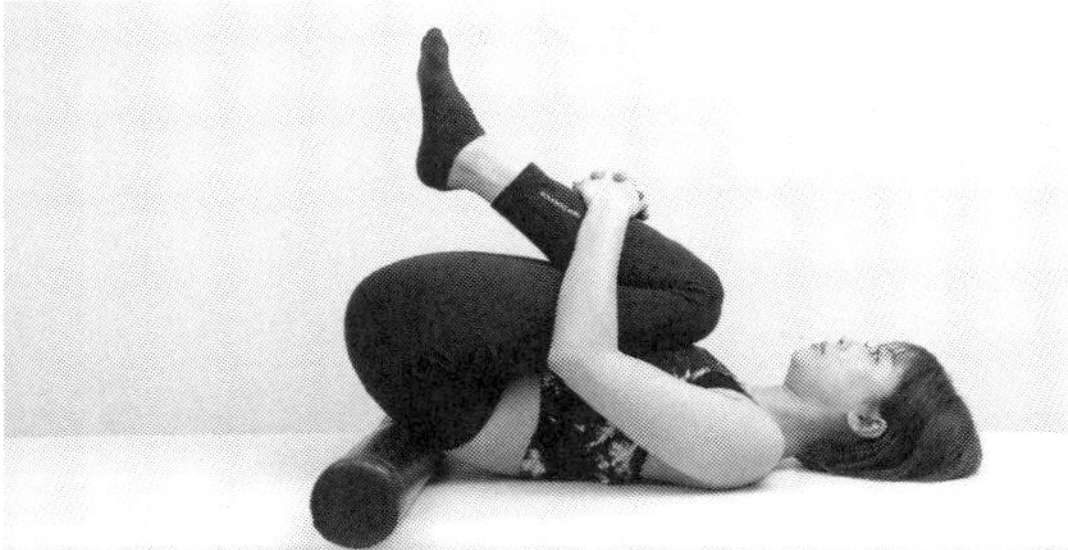

5

《股関節・大胸筋周囲筋群》

［5-1］股関節の外転と伸展は身体のバランスに重要です。この股関節ストレッチ運動はマシンで写真のように簡単に60秒ずつ行えます。

［5-2］マシンがなければ難易度は上がりますが、股関節の外転と伸展の運動は30秒可能です。

［5-3］左膝を90度に曲げて床につけ、右脚を前方に伸ばして膝を伸ばします。左の骨盤を30秒押し出すことで、太もものつけ根が伸展されます。次に、右膝を曲げ、左脚を前に伸ばして左股関節を伸ばします。徐々に慣れてください。

腸腰筋は大腰筋、腸骨筋と小腰筋の3つからなります。腸腰筋の働きは骨盤の前傾と股関節の屈曲で、姿勢保持に重要です。しっかり伸ばしましょう。

5-1

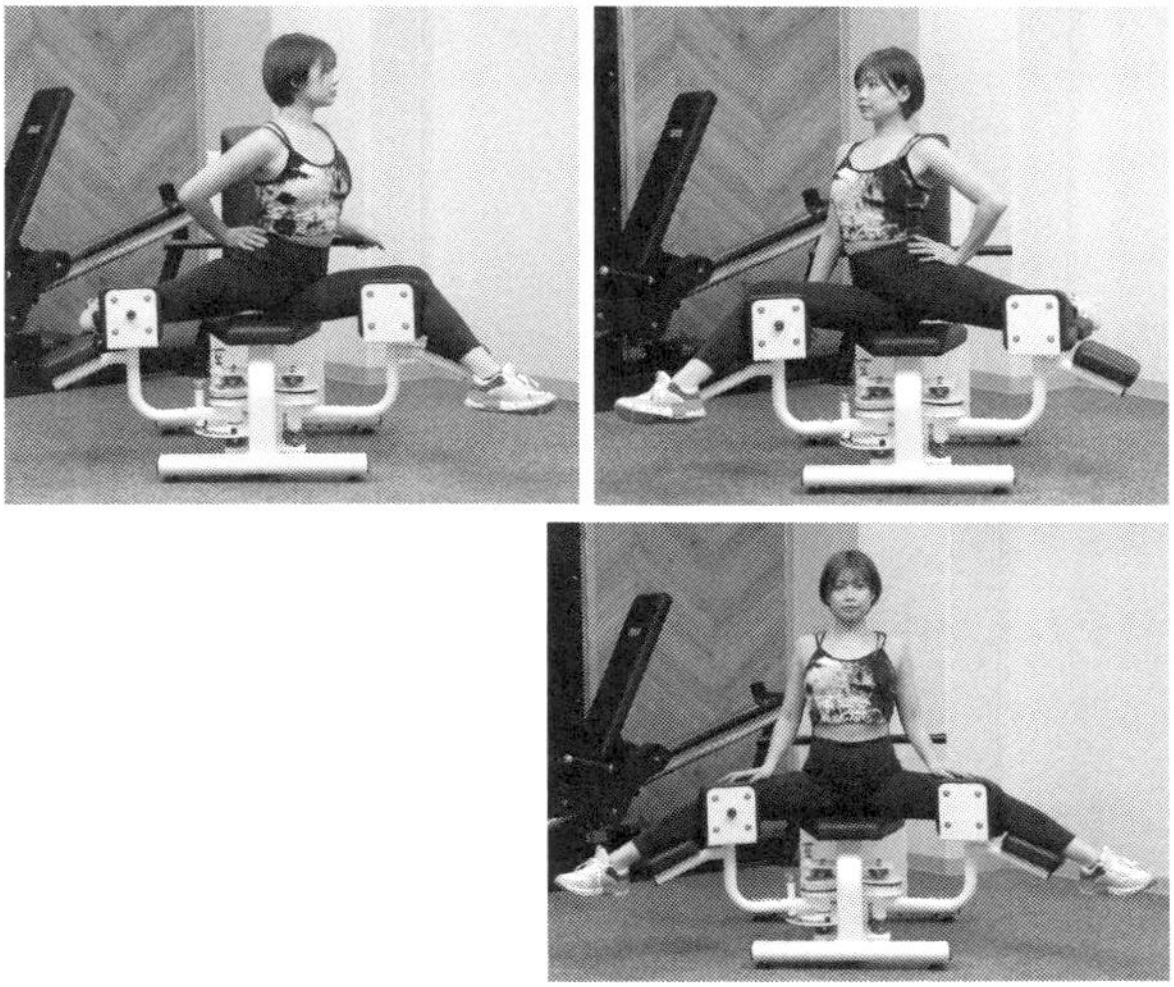

5-2

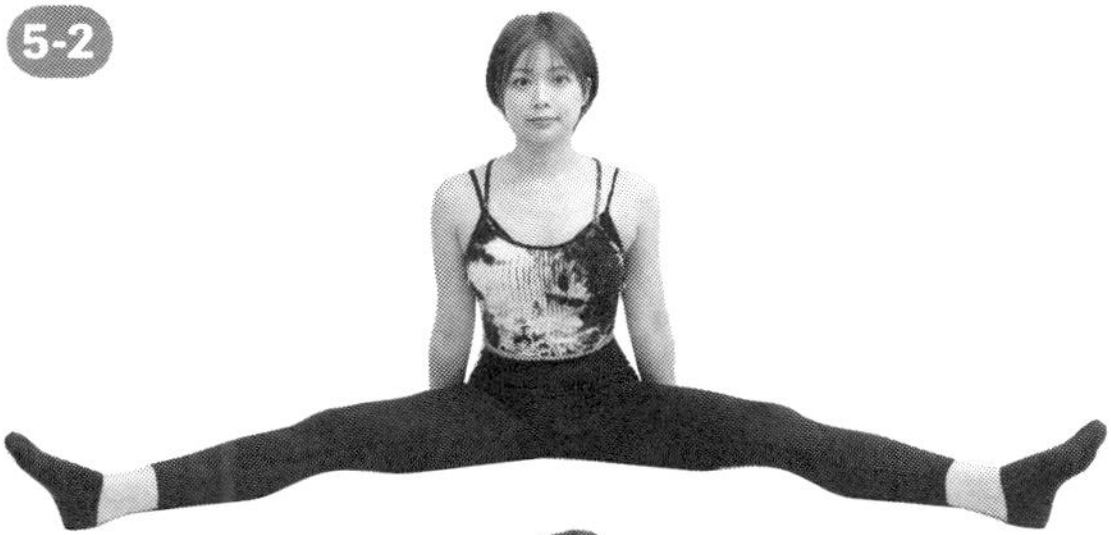

5-3

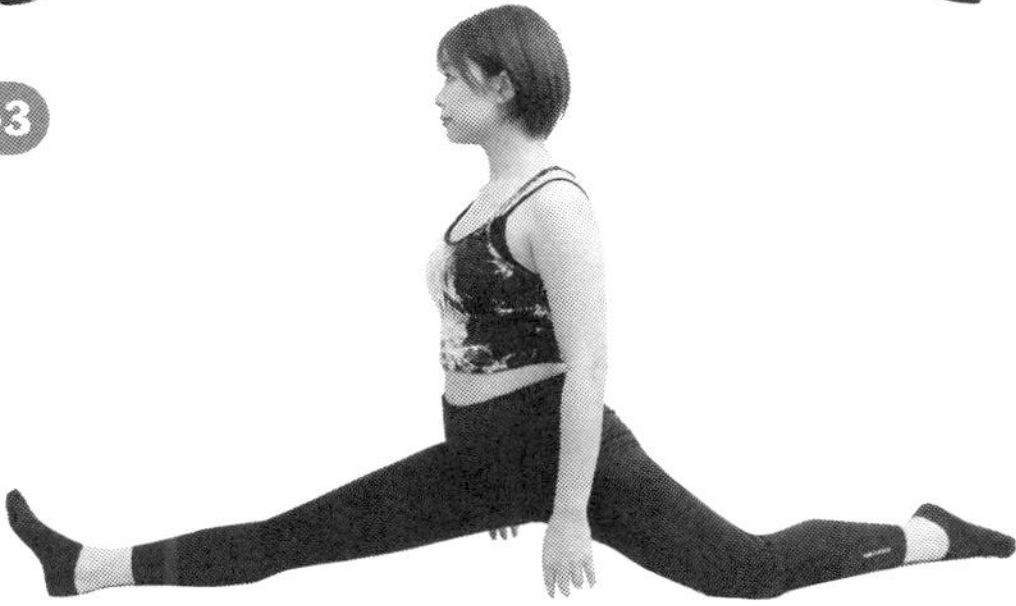

6 《膝関節・大腿四頭筋群》

うつぶせになり、右手で右足首を持ち、踵をお尻に近づけて30秒保ちます。お尻から5 ～ 10cm程度に近づけると、大腿四頭筋が伸展するのがわかります。次は、左手で左足首を持ち、お尻に近づけます。

6

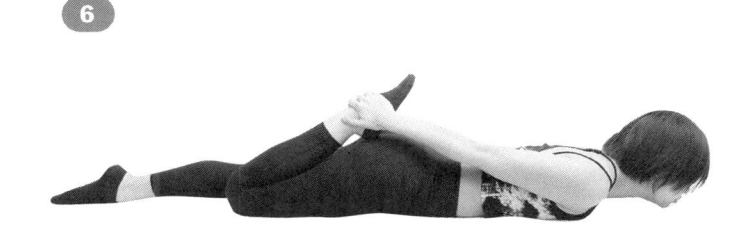

7

《股関節・殿部・ハムストリング周囲筋群》

［7-1］左脚を前に出し、右脚は膝を曲げて左膝の下に入れます。［7-2］右手で左足をつかみ、上体を30秒前傾させます。その際、左足先を内側［7-3］、正中［7-4］、外側［7-5］と動かすことで、ハムストリングのストレッチされる場所が変わります。気持ちいい場所を見つけてください。最初は痛くても、続けると、気持ちよくなります。次は、右脚を前に出して、左脚は膝を曲げて右膝の下に入れて、同じように繰り返します。

7-1

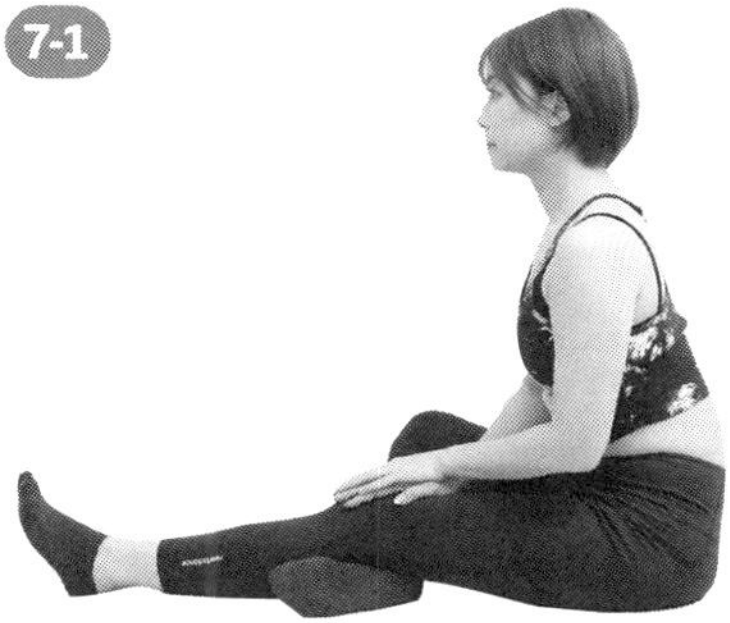

7-2

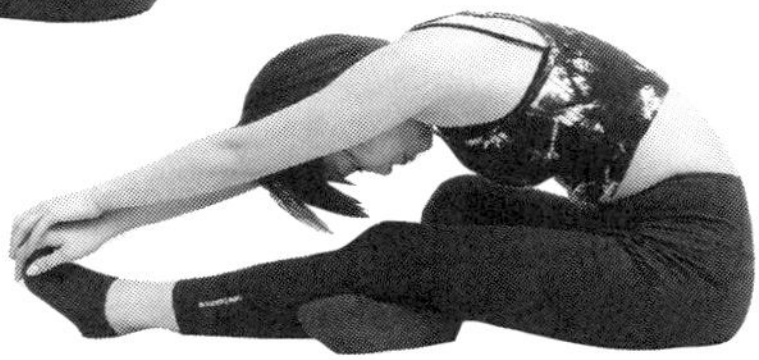

7-3

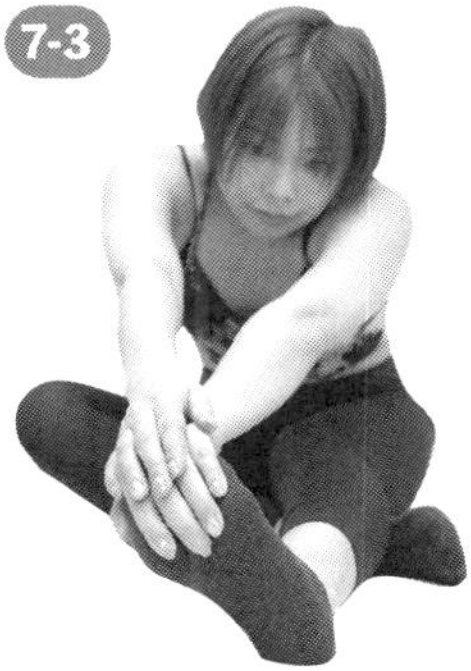

7-4

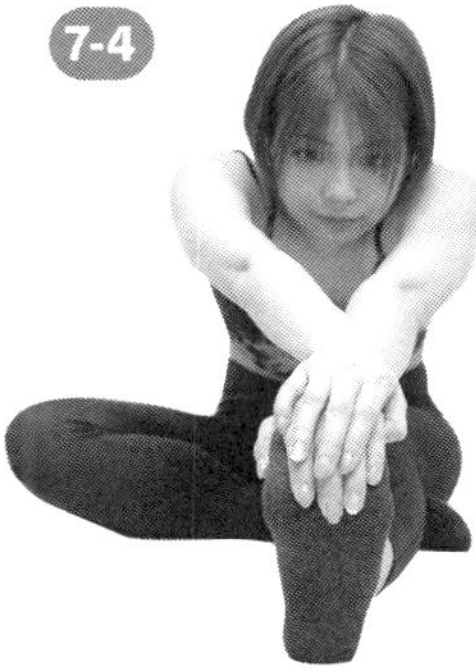

7-5

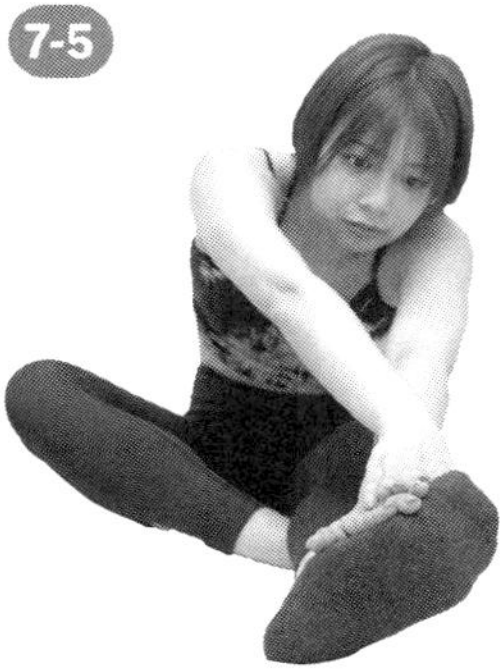

8 《足関節周囲筋群》

［8-1］ 両膝を抱えて、踵は床についたまま、無理なく30秒しゃがみ込みます。できない時は、［8-2］ ウォーミングアップのアキレス腱伸ばしの要領で、勢いをつけないで30秒足関節を屈曲させても構いません。

8-1

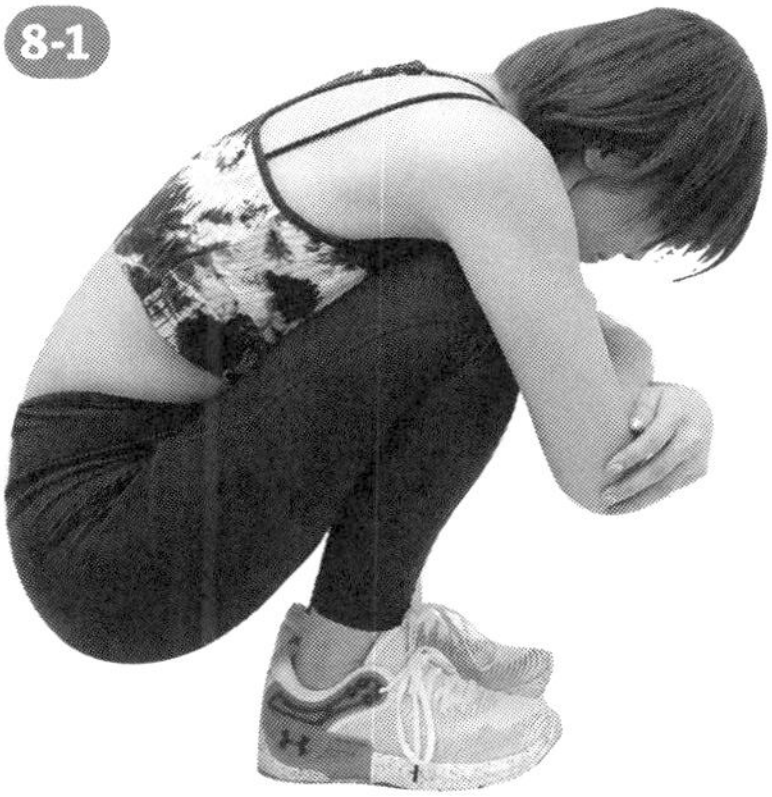

8-2

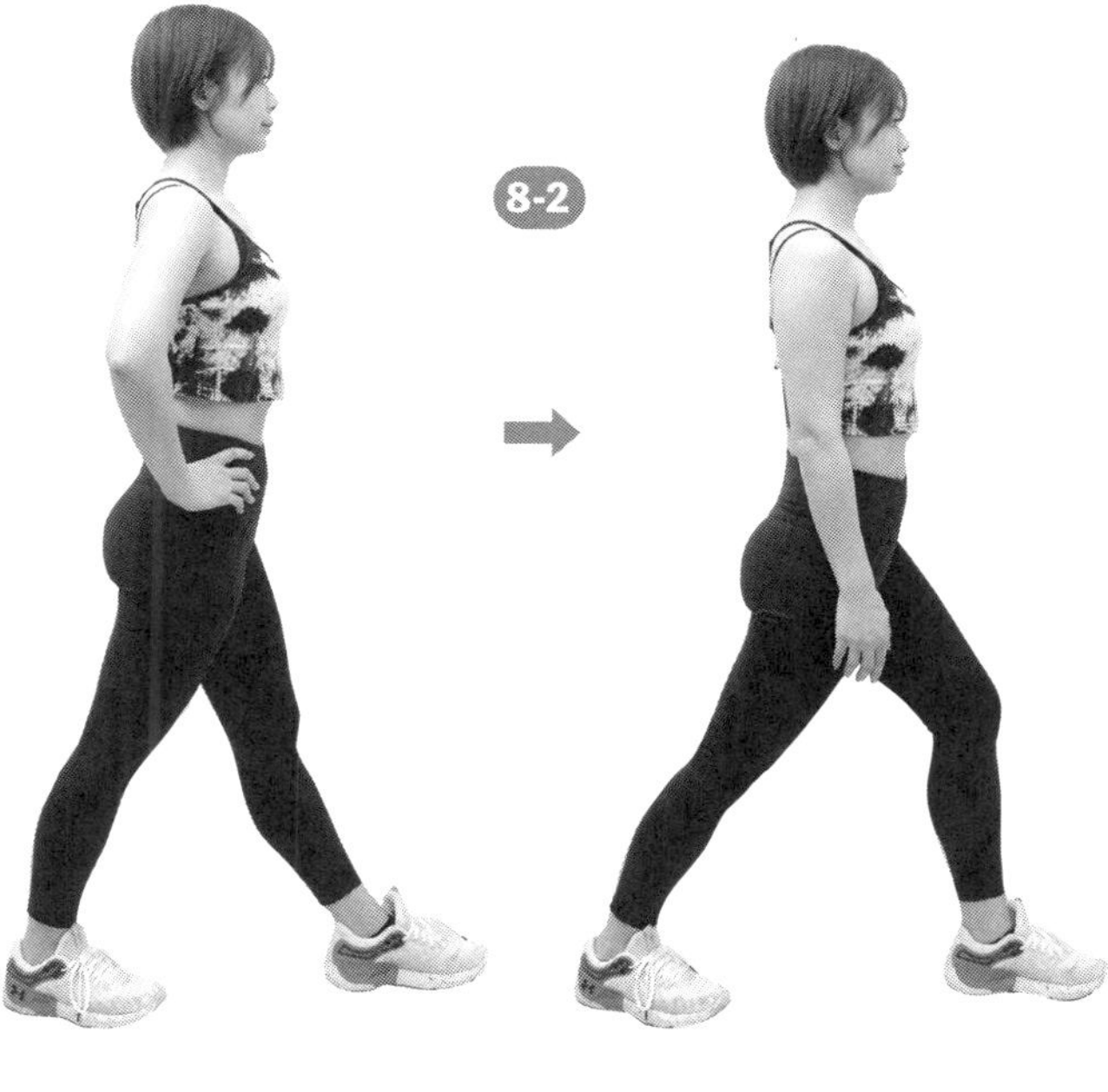

筋肉増強トレーニング

1

《頸部周囲筋群》

［1-1］仰向けに寝て、［1-2］頭を上げて、首の前屈を10回、［1-3］後頭部を床につけずに左右に振り子状に首振り運動を10回行います。3セット繰り返し、頸部周囲筋群を鍛えます。その後に、後頭部に手を当てて、後頭部は後ろに押し合うことで、後頸部筋力を強化することもできます。

1-1

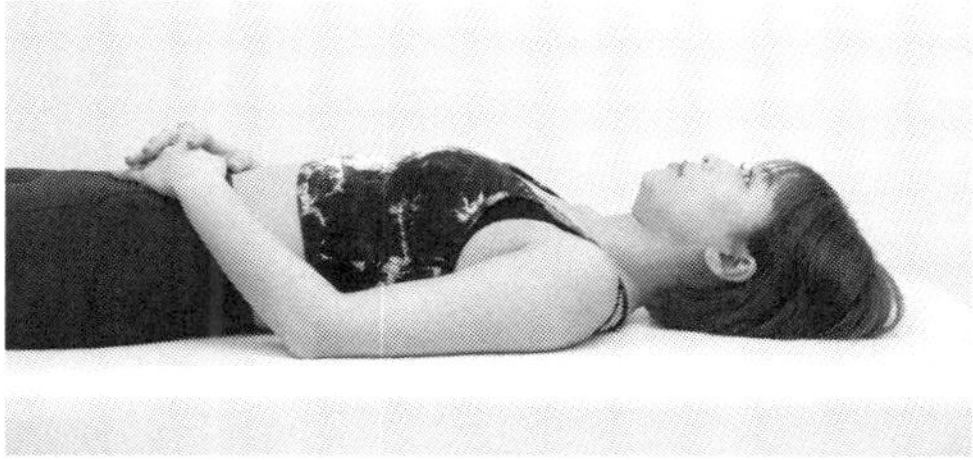

1-2

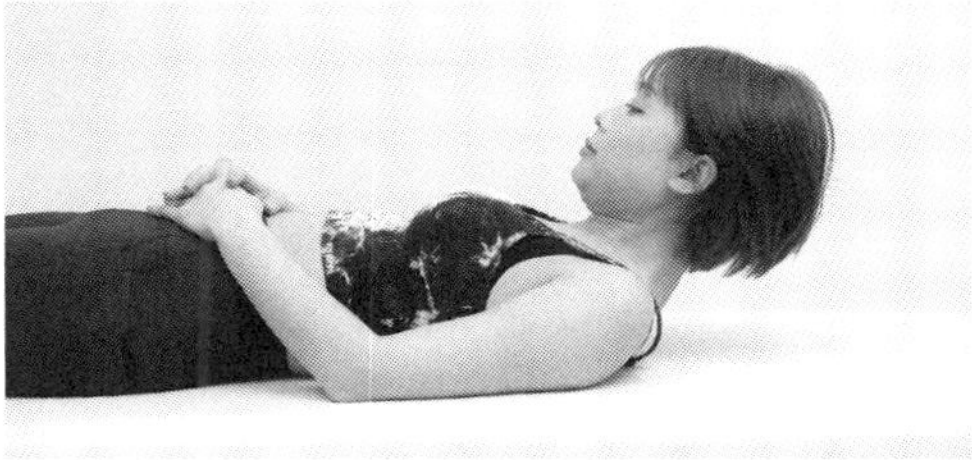

1-3

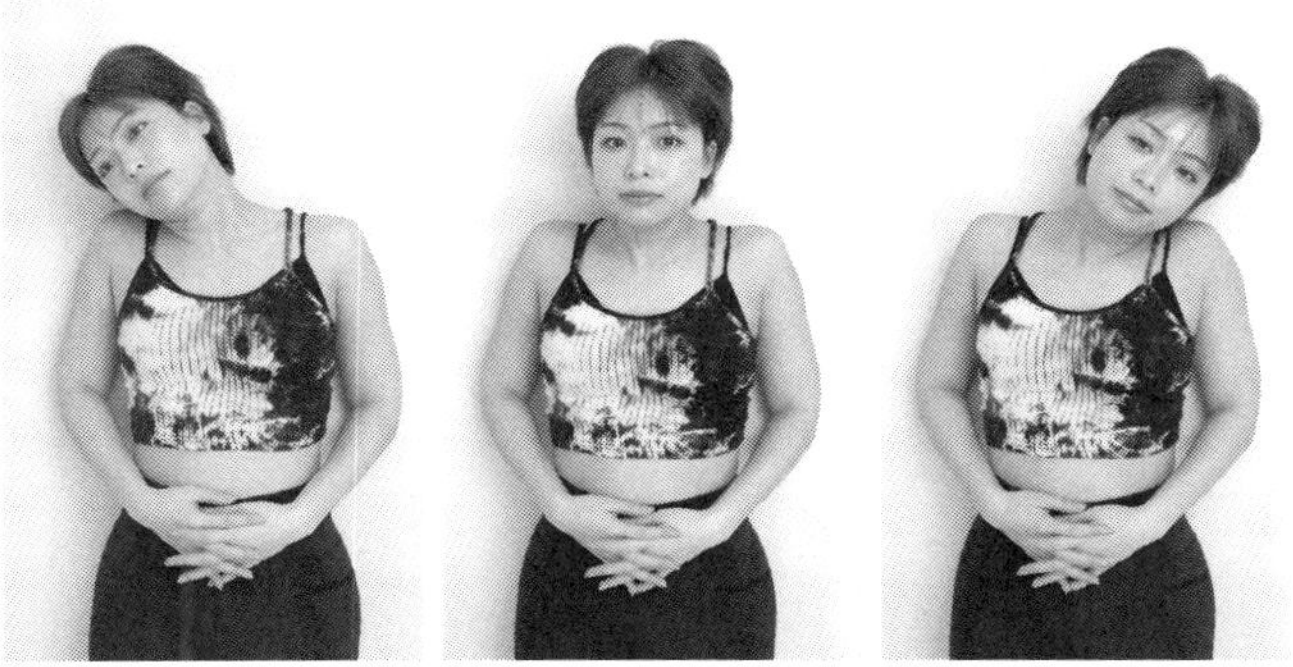

2 **《大胸筋周囲筋群》**

［2-1］チェストプレスマシンで、大胸筋、三角筋、上腕二頭筋を簡単に鍛えられます。まず、1RMを評価します。1RMが決まれば、80%1RMで8回行います。3セットが望ましいです。マシンがない場合は、［2-2］腕立てふせ10〜15回で鍛えることができます。

［2-3］腕立てふせができない方は、両膝をついて、膝立てふせを15回すると簡単にできます。

［2-4］さらに、力が足りない場合は、立った状態で壁に手をついて、腕に体重をのせて、腕を曲げ伸ばしする壁立てふせを20回でも、大胸筋周囲筋群を鍛えることができます。

マシンを使ったトレーニングは、安定した動作で特定の筋肉に負荷がかけやすい、という利点があります。特に高齢者やトレーニングに不慣れな人には安全で、効果的なトレーニングができます。

一方、マシンを使わないトレーニングは自宅で手軽にできますが、正しいフォームで行うことが必要です。

どちらのトレーニングも、本文で触れたように、洗練されたトレーナーの指導を受けるといっそう効果的です。

2-1

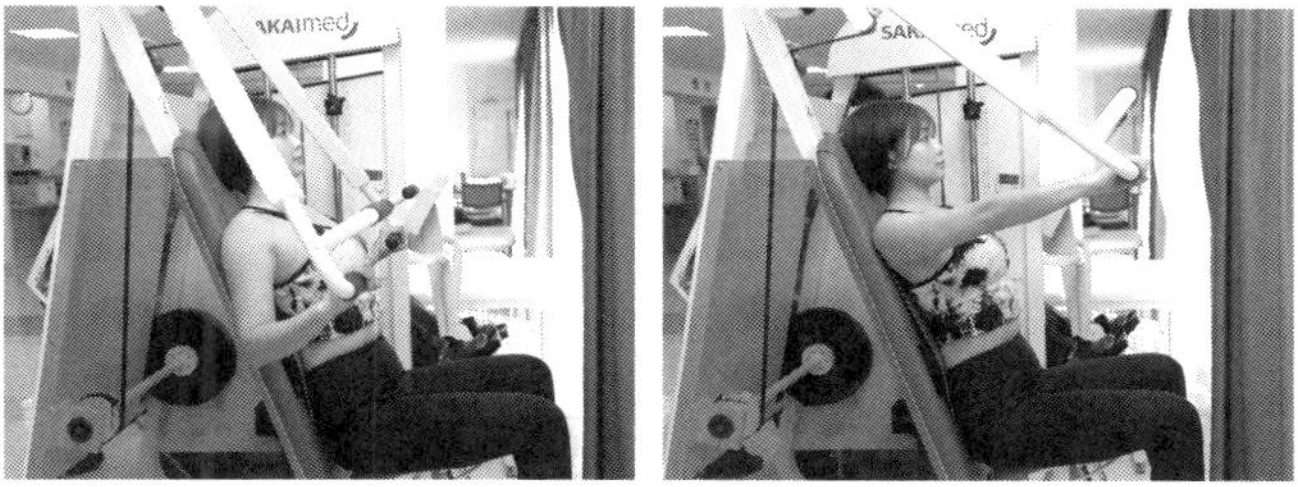

2-2

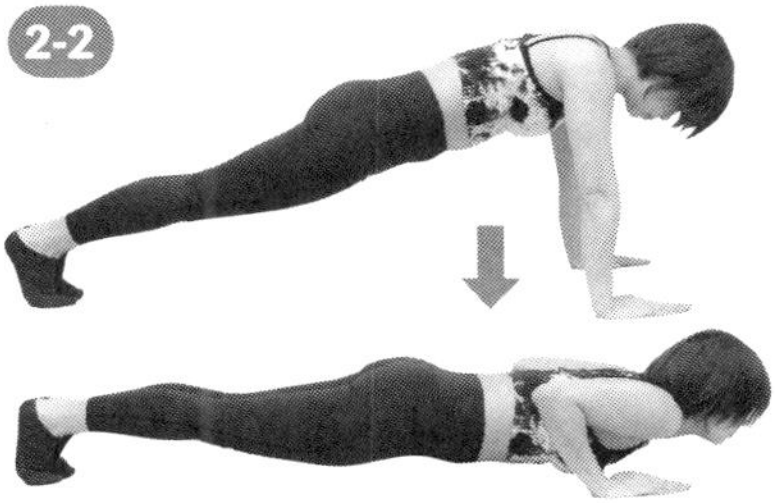

2-3

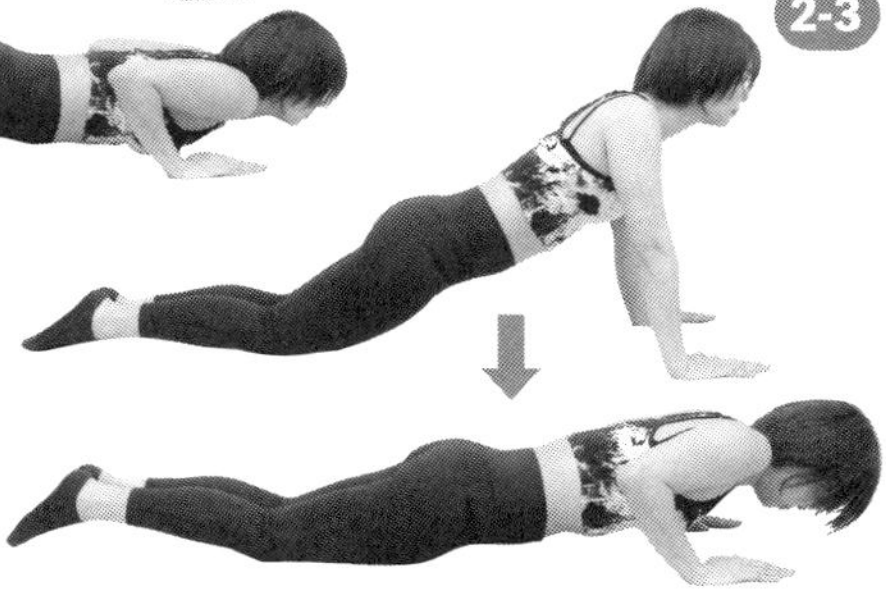

2-4

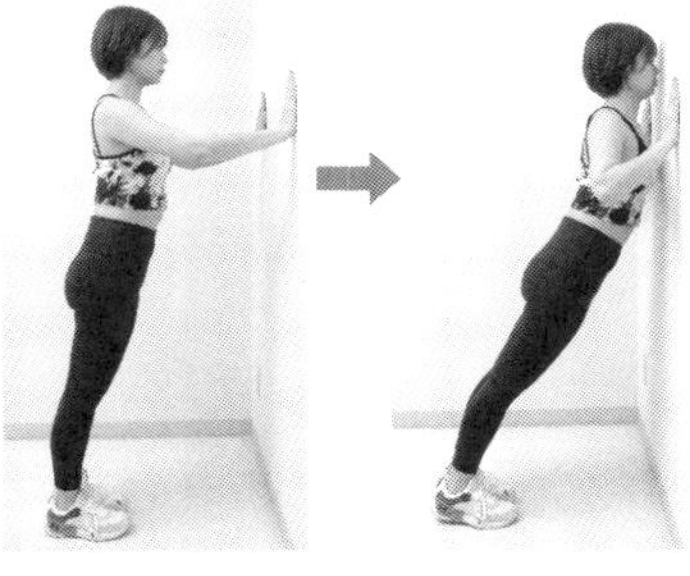

3 《広背筋・上腕二頭筋群》

［3-1］ アームローイングマシンで、腕を伸ばした状態から肘を90度まで引き上げて広背筋、三角筋、僧帽筋、上腕二頭筋を鍛えます。まず、1RMを評価します。1RMが決まれば、80%1RMで8回行い、3セットが望ましいです。［3-2］マシンがない時は、バーベルやウォーターバッグなどを使ったローイング運動でも構いません。

3-1

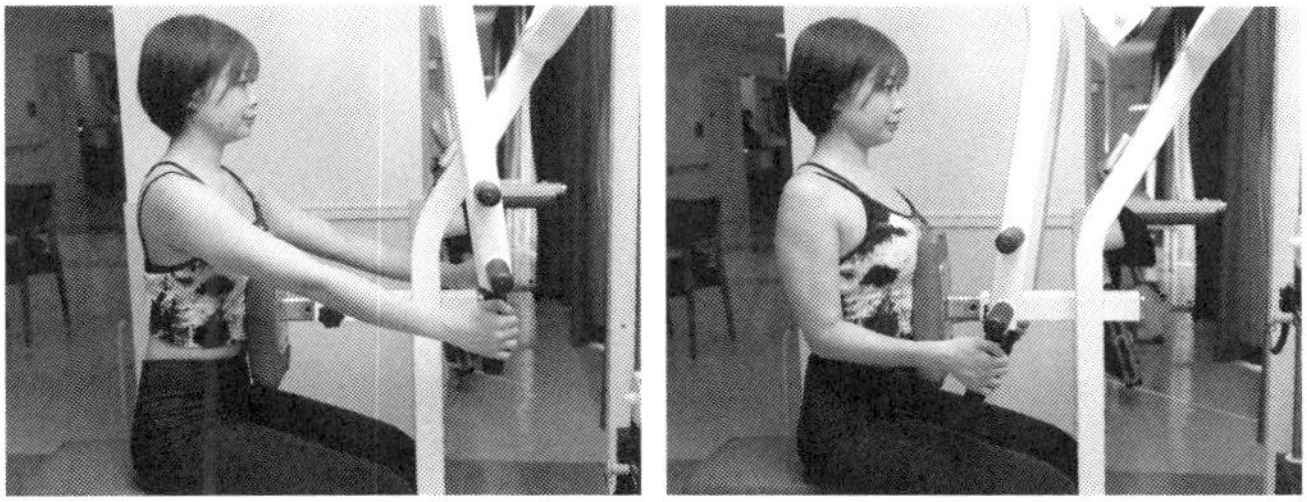

3-2

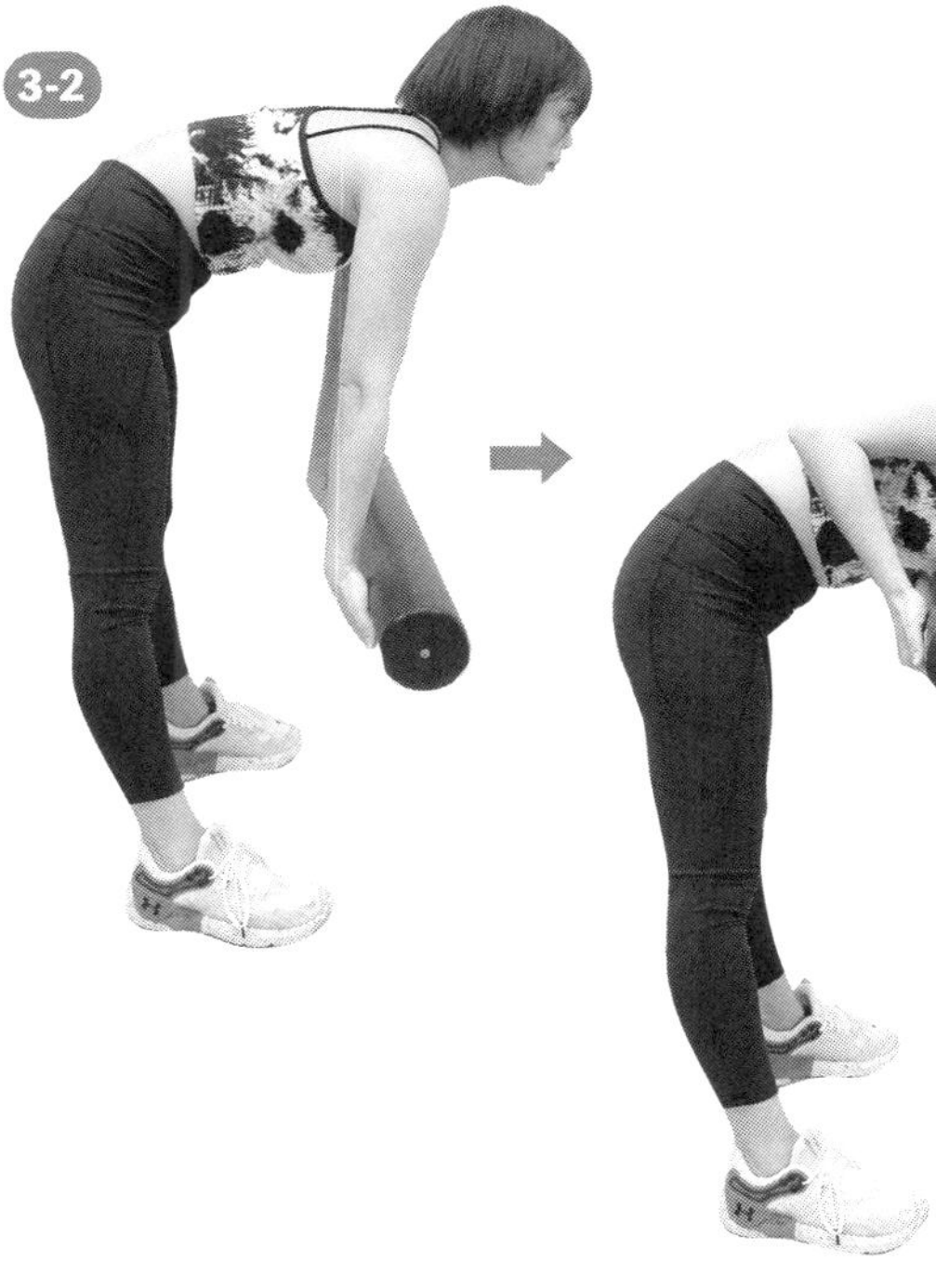

4 《腹筋・背筋群》

［4-1］仰向けに寝て、膝を曲げて、肩甲骨を浮かせる程度に上半身を起こして腹筋を強化します。30回を2～3セット行います。

［4-2］逆に、うつぶせに寝て、上半身をそらす運動では背筋を鍛えられます。両腕を肩幅で胸の下につき、上半身をそらせると、とても気持ちよく感じます。

［4-3］また、バスや電車に乗っているときに、深呼吸でしっかり息をはき、腹筋をへこませる運動を繰り返すことでも、腹筋周囲筋群に良い刺激を与えます。

4-1

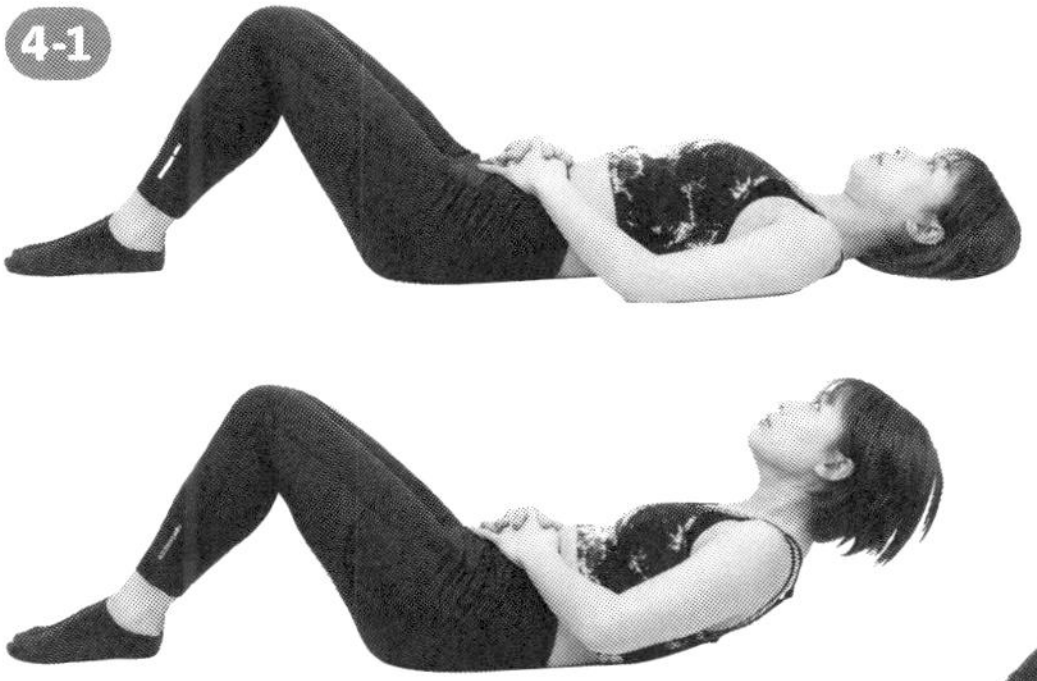

4-2

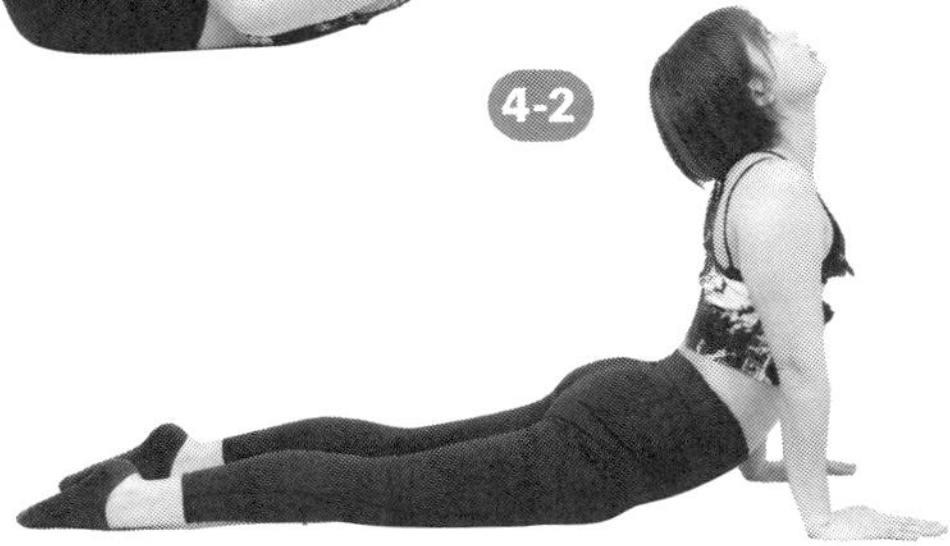

4-3

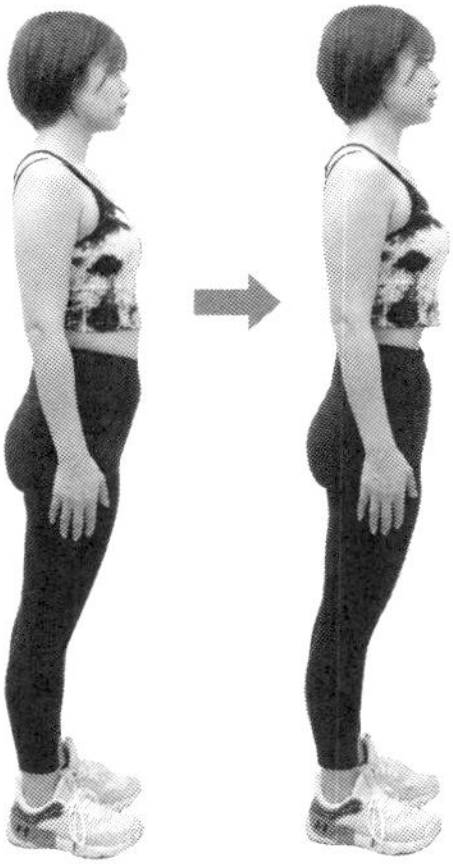

5 《殿筋・ハムストリング筋群》

［5-1］レッグプレスマシンでは自分の体重以上を持ち上げるのを目安で1RMを評価します。1RMを決めたら、80%1RMで8回するか、50%1RMで15回行い、3セット繰り返します。

［5-2］マシンがない時は、スクワットが適切です。余裕があれば、重りを持って30回を繰り返します。重りの目安は無理のない程度で､私は10kgの重りにしています。その際、両脚をできる限り外転して、ゆっくり腰を落とす運動が有効です。

［5-3］さらに、スプリットスクワット・ツゥリフトという運動もあります。膝を90度近くまで曲げて、膝がつま先より前に出ないように注意して、後ろ脚の膝は床につかないように落とします。30回が難しい場合は、できる回数だけで構いません。毎日1回ずつ増やして、30回を目指します。

5-1

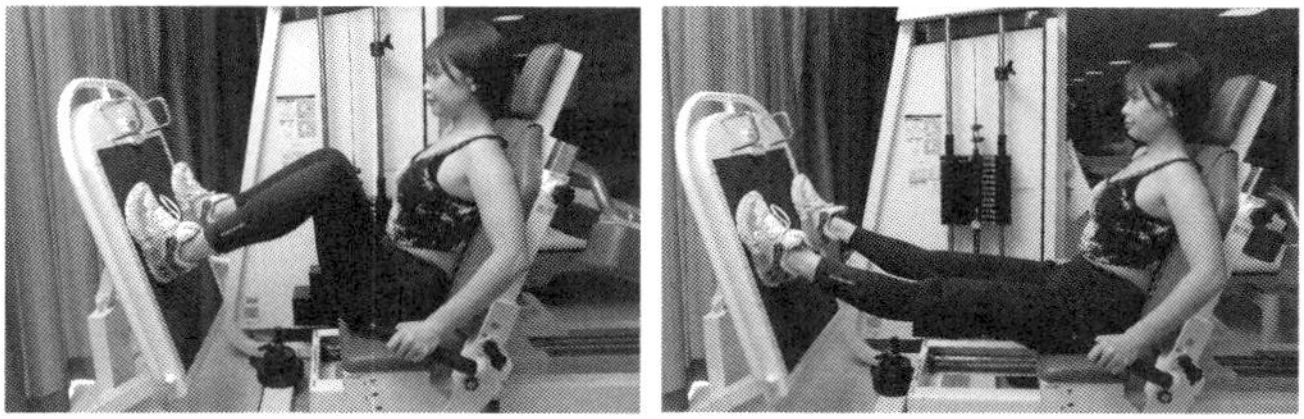

5-2

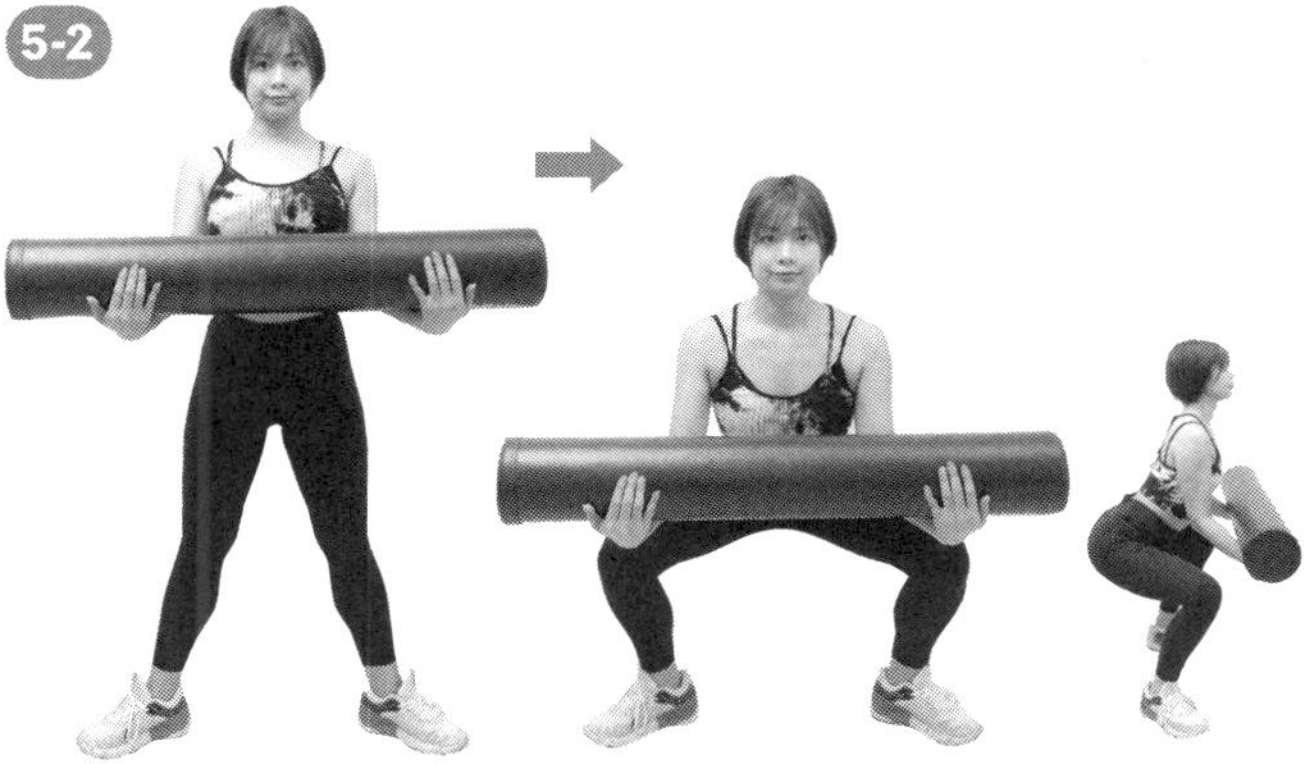

5-3

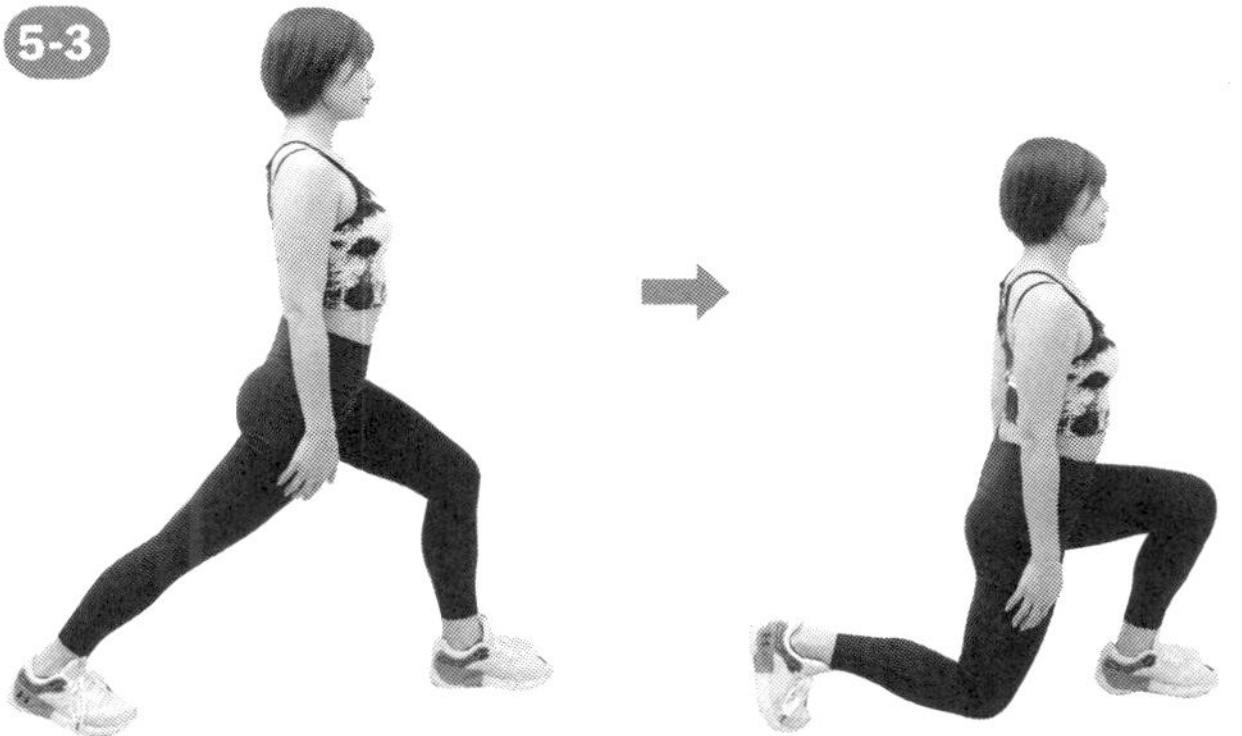

6 《ハムストリング周囲筋群》

［6-1］伸展した下腿の後ろに荷重をかけて、膝を屈曲することで、大腿部後面のハムストリングを鍛えます。まず、１RMを評価します。１RMが決まったら、、80%1RMで8回するか、50%1RMで15回行い、3セット繰り返します。

［6-2］マシンがない時は、レッグリフト運動が有効です。すなわち、四つんばいになり、右脚を後方に10回持ち上げます。その後に、左脚を持ち上げます。膝を伸ばして行うのがきつい人は、膝を曲げて行ってください。

6-1

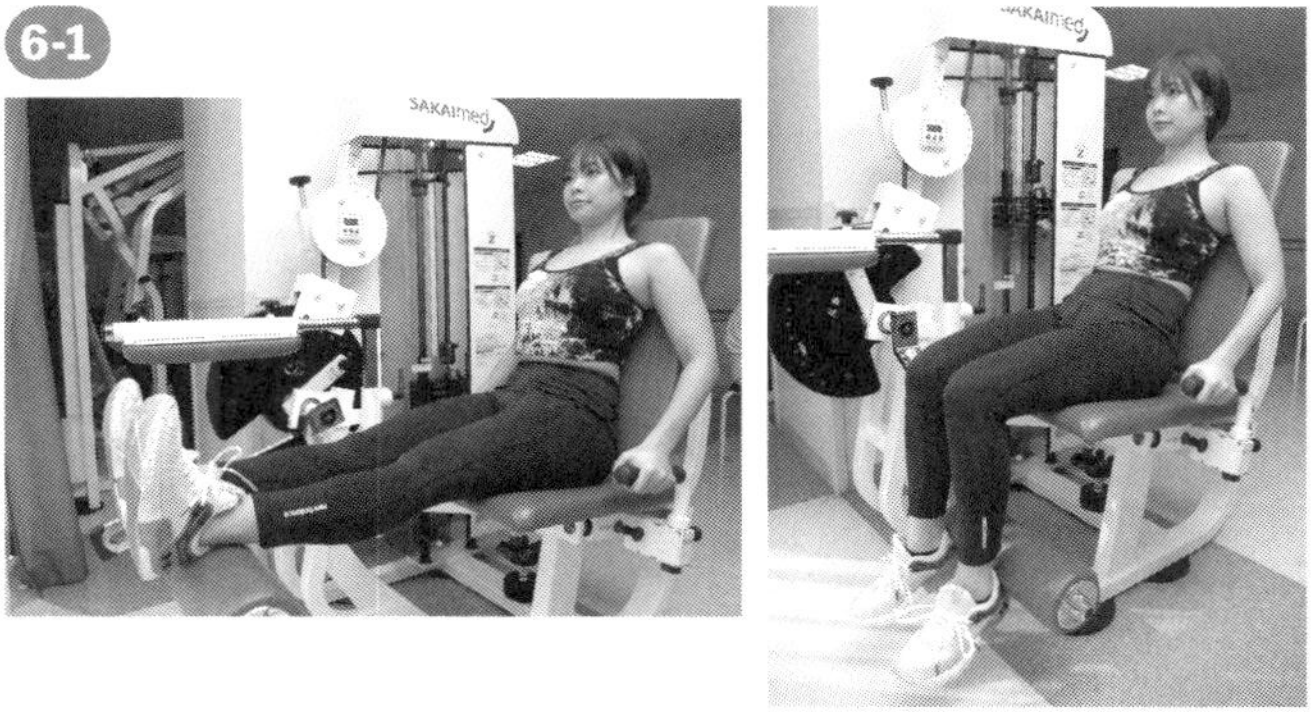

6-2

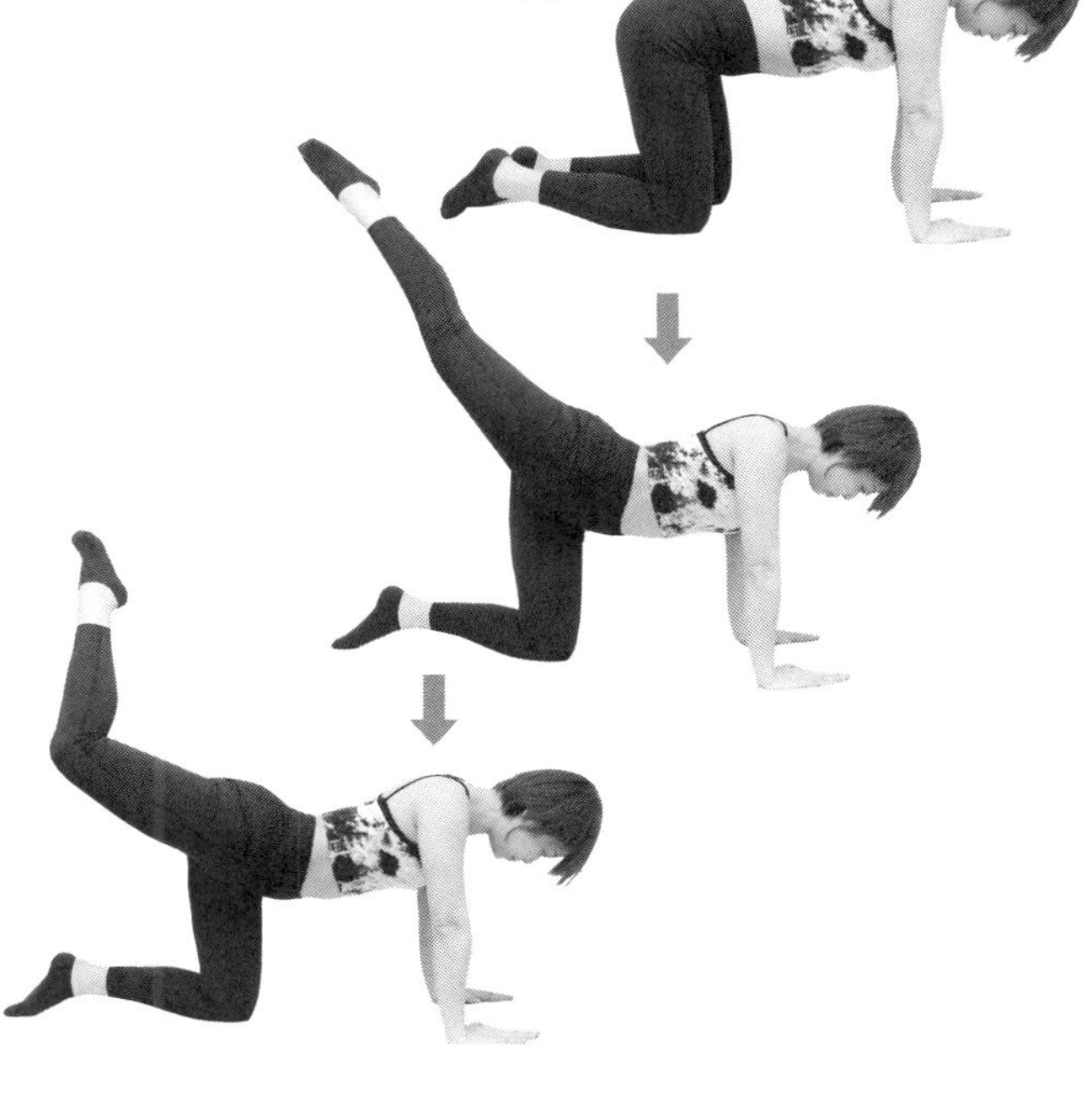

7 《大腿四頭筋群》

［7］屈曲した下腿の前に荷重をかけて、膝を伸展することで、大腿部前面の大腿四頭筋を鍛えます。まず、１RMを評価します。１RMが決まったら、80%1RMで8回するか、50%1RMで15回行い、3セット繰り返します。マシンがない時は、既にご説明したスクワット30回が大腿四頭筋の強化になります。

7

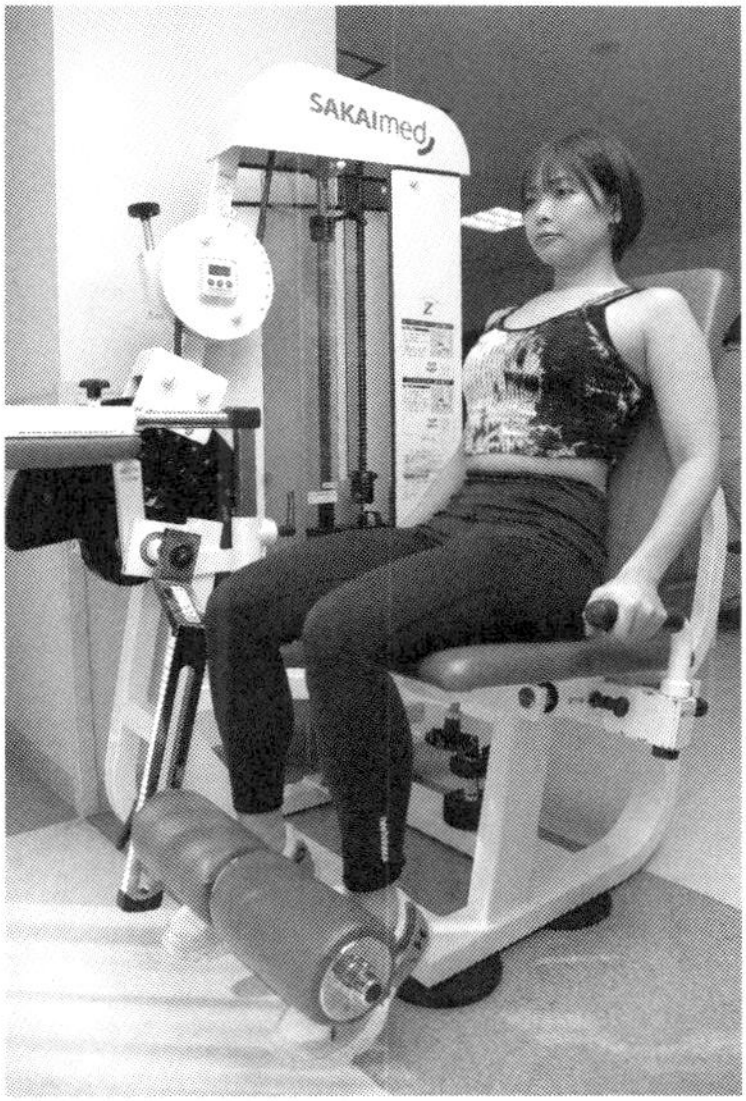

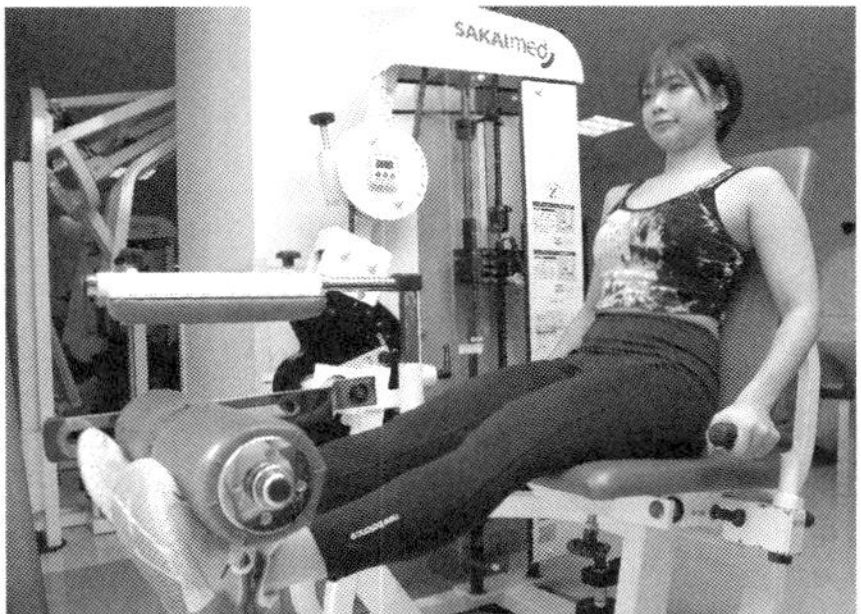

8

《下腿筋群》

［8］片足立ちで踵を上げて、ひらめ筋などの下腿筋群を鍛えます。左右30回ずつできるようになりましょう。この運動は脚のむくみをとります。

8

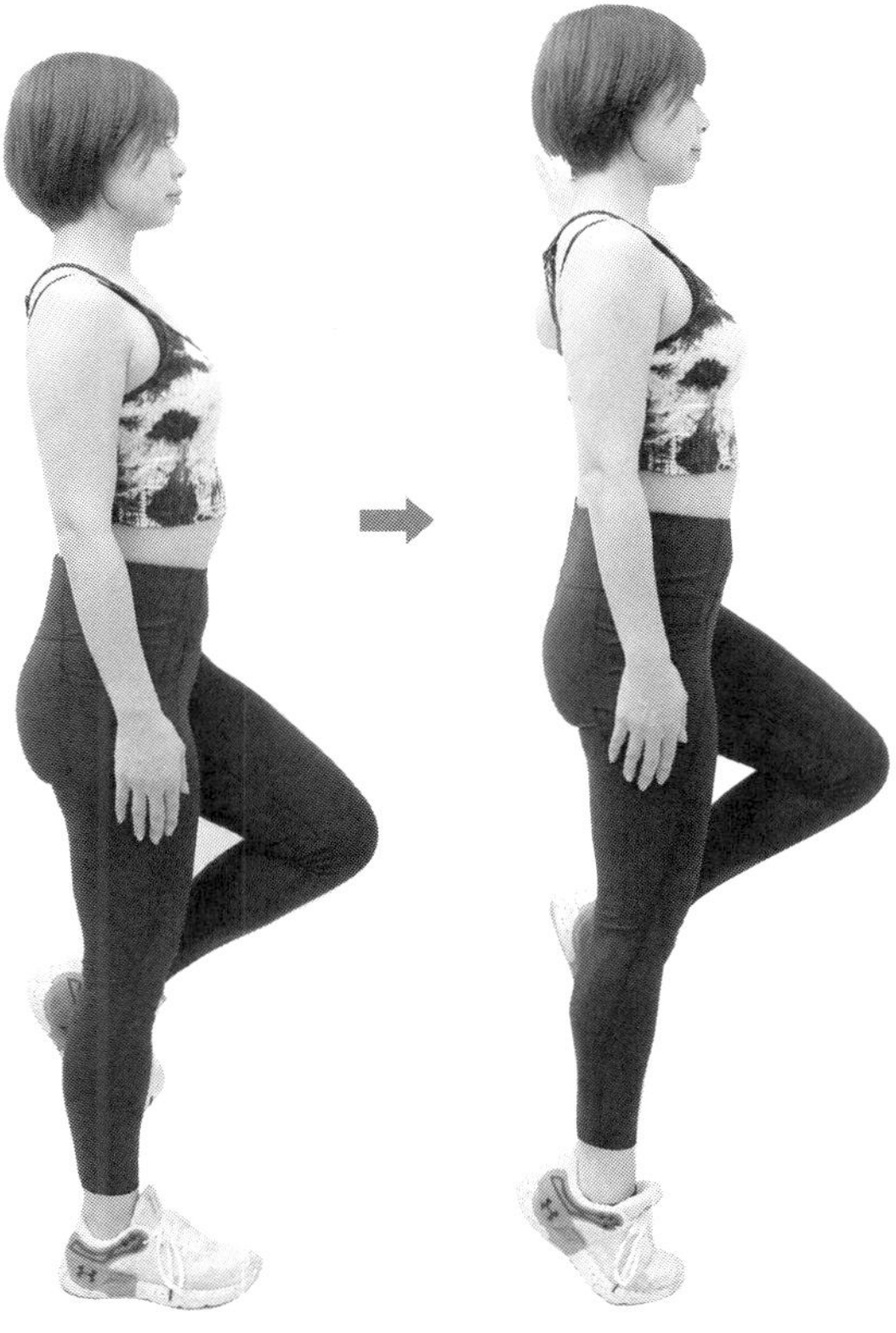

クールダウン

前述のウォーミングアップと同じ運動です。最後ですので、ゆっくりと息を整えて気持ちよく終了することを心がけてください。お疲れさまでした。

トレーニングモデル：
中川ミコ
女優　劇団『遅咲会』会長
Instagram　@mikoru.35

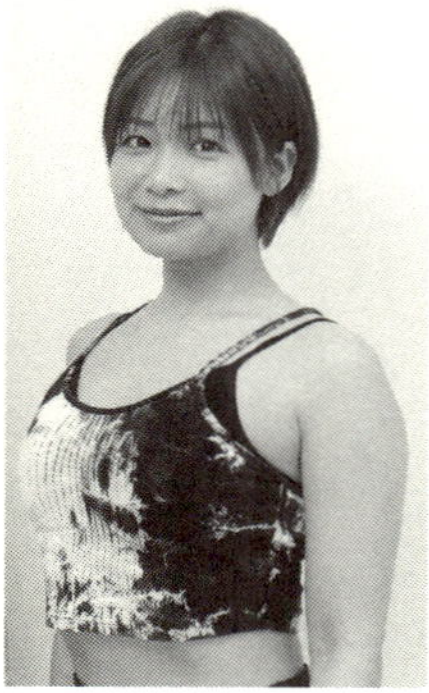

終章

快適な後期高齢者生活を送るために

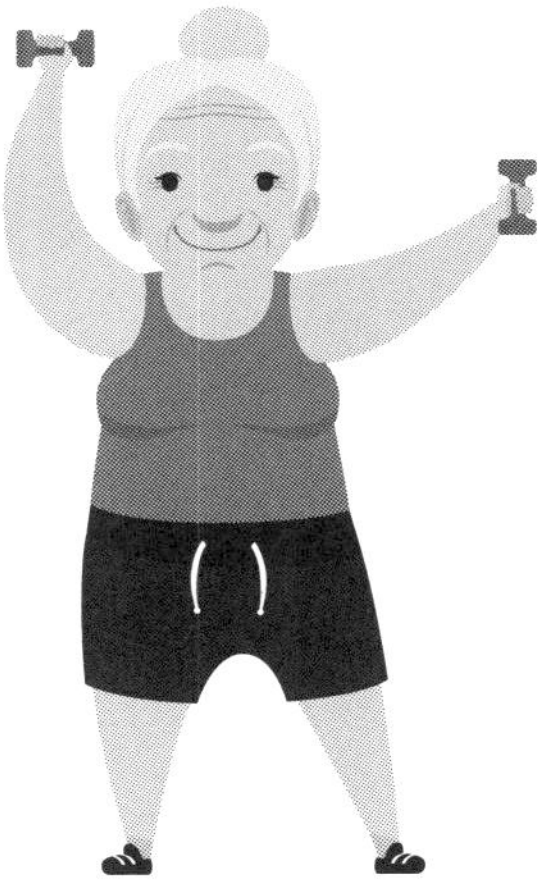

認知症予防もフレイル予防も50歳から

私はこの約20年間で、いろいろな障害を発症した約2万人の患者さんをリハビリテーション治療してきました。その途中に、NHK「プロフェッショナル～仕事の流儀～」の第200回で「希望のリハビリ、ともに闘い抜く　リハビリ医・酒向正春」として出演させていただきました。約12年も前の2013年でした。撮影収録期間は9ヵ月間でしたが、番組は40分程度でした。その時、「攻めのリハビリ」という代名詞もいただきました。

NHKからは2009年から2年ごとにオファーをいただき、3回目でお引き受けしました。2回もお断りしたのは理由があります。収録期間が3ヵ月間と言われたからです。3ヵ月間では重症からの人間力の回復が難しいのです。重症から回復して、新しい人生を再出発していただく過程を収録しないと意味がありません。6ヵ月間以上の収録期間が約束されないとお引き受けしませんでした。すると、3回目のオファーでは、NHKは「納得の撮影ができるまでお付き合いします」と提案されました。新しい病院を2012年4月に新設して、その6月から撮影に入りました。

約2万人の患者さんを治療して、良好に改善するには共通する3つの特徴があります。一つ目は、障害が軽いことです。二つ目は、患者さんと家族が良くなりたいと本気で考えていて、真剣にリハビリテーション治療に取り組むことです。三つ目は、障害が出る前の筋肉と健康状態がいいことです。また、70歳未満の患者さんは重症でも、多くの人が歩けるようになり、身の回りのことができるようになります。しかし、70歳以上では回復が難しい人もでてきて、80歳では回復が難しい人が増えて、90歳以上では重症の人の回復が難しくなります。回復には年齢の要素が重要なのです。

この80歳以上でも回復が良好な人が、三つ目のポイントを満たす人です。発症前に十分な筋肉量があり、健康状態がいい人です。これは、自然にできる訳ではありません。健康に対する意識が高く、健康を計画する努力をしてきた人です。80歳で60歳の筋肉量、90歳で70歳の筋肉量を保つ努力をしている人は、障害からの回復が抜群にいいのです。もちろん、80歳や90歳以上でも十分な筋肉量を保っていると、生活習慣病はほぼありませんし、健常な骨と脳機能をも保っているのです。

50歳から準備すれば、虚弱や骨折、認知症を未然に予防できます。人生１００年時代を楽しく健康的に生きたいと考える人は、50歳になったら、「筋肉革命95」を始めることをお勧めします。50歳から始めると、頑張らなくても、簡単に筋肉増強が導入できます。80歳以上の高齢になるに従い、筋肉も骨も脳も変性していきますので、回復させるには努力が必要になります。

50〜60歳代では筋肉も骨も脳もあまり変性が出ていないので、筋肉トレーニングで簡単に身体づくりを導入できるのです。

サコーメソッドでの認知症予防は楽しみ探し

サコーメソッドは第4章で説明した、7項目のポイントがあります。それは、①筋力、②体力、③バランス、④関節可動域（柔軟性）、⑤認知機能、⑥健康医学、そして、⑦楽しむことです。「筋肉革命95」で、計画されたサコーメソッドの筋肉トレーニングを実践することで、筋力、体力、バランス、関節可動域を保つことができ、骨も元気を保てます。それが知らぬ間に生活習慣病を予防してくれて、健康医学が進みます。なぜ病気が予防できるのかのメカニズムの学びも重要ですので、本書をしっかり勉強してください。身体づくりと健康医学が実践できれば、認知機能も保たれます。認知機能には快適な脳刺激が必要ですので、近くにある洗練されたパーソナルジムに通うことがお勧めです。

そして、最も大切なことは人生を楽しむことです。さて、皆さんは人生を楽しまれてますか。何が楽しいですか、きちんと楽しみを考えてますか。自分は何が楽しいのか、今後の人生をどのように楽しんで生活していくのかがわかれば、後は簡単です。毎日の生活の中に、人生を楽しむための準備をすればいいだけです。人は自分にとって楽しいことが何であるかをじっくりと考える時間をあまり持ちません。楽しいことを見つけて、楽しい計画をたてるだけで、脳には快刺激が沢山入ります。この考える時間は認知症予防には最適です。そして、それを実際に実行して楽しめる時間はさらに幸せになります。この幸せな時間が認知症予防に大切です。誰かと楽しいことや幸せなことについて話をすると、ほかの楽しみや幸せもいいなと思えます。

50～60歳で、定年前にサコーメソッドで自分の人生をふりかえってみてください。そして、残された40～50年の今後の人生をどのように楽しむかを考えてください。そして、準備しましょう。楽しいことや幸せなことを感じなくなった時、それが認知症になる前兆です。

正確な評価と適切な訓練で、最高の結果を得たい

後期高齢者になるのは、75歳の誕生日を迎えた日です。私は前期高齢者の一歩手前ですが、60歳になって、身体の衰えだけでなく、頭の回転の衰えを感じてきました。がむしゃらに仕事ができた50歳代とは明らかに変わってきました。

高校生時代は交通事故後の身体で虚弱でした。このため、大学時代は身体を鍛えることだけを考えて過ごしました。アメリカンフットボール部を2年間、芦原空手を5年間と、7年間も

身体を鍛えました。このため、大学を卒業した時は、心身ともに虚弱さはなくなりました。格闘技が好きな影響で、ノーガードの殴り合いができる精神的なタフさを獲得して、脳神経外科医になりました。

脳神経外科医になった2週間目に忘れられない事件がおこりました。1987年当時にとても有名な脳神経外科教授が愛媛に来られて講演されました。ボスの教授に言われて、その教授の横に立っていると、「君の名前はなんという」と聞かれました。「さこうです」と答えました。すると、「さこう、気合をいれろ」と大声をあげられて、アントニオ猪木ばりのビンタが頬に飛んできたのです。約100人の懇親会会場が凍り付いたのは言うまでもありません。そして、その教授は「私も殴られて、ここまで偉くなったんだ」と言われました。そのビンタの洗礼に、真すぐに教授を見つめて、「よし。立派な脳神経外科医になってやるぞ」と誓ったことが懐かしいです。愛媛の1年生医師の一生の勲章になりました。

さて、75歳という年齢を考えた時に、身体や健康の正確な自己評価は困難です。専門家に任せるしかありません。その専門家は医者になります。では、身体が弱い時や健康でない時に病気であれば、医者が治療してくれます。しかし、病気でなく、身体が弱く、不健康な時は、医者は治療してくれません。医者が治療してくれるのは、病気だけです。人間力を治療してくれる医者は極めてまれです。私は人間回復、すなわち、病気以上に人間力を回復する仕事がしたいと考えて、脳神経外科医から脳リハビリテーション医に変わりました。

では、人間力を回復させてくれる職業は、何でしょうか。リハビリテーション医の何割が人間回復を自分の仕事と考えているかはわかりません。その役割は、むしろ、サコーメソッドを学んだセラピストかインストラクターだと思います。身体を正確に評価して、適切な訓練を計画して、実践してくれます。それにより、健全な身体がつくられて、健康になります。最高の結果を得るためには、健康と医療の知識が必要になります。その点では、セラピストの方がインストラクターより、健康と医療を学ぶ時間は多いと思います。ぜひ、多くのインストラクターやセラピストの皆さんにサコーメソッドを学んでいただき、「筋肉革命95」を全国で実践してほしいと思います。

地方自治体の介護予防には、サコーメソッドの導入を

全国の地方自治体の重要な政策の1つが介護予防です。全国の約800人の市長さんが集まる「市長フォーラム」が毎年開催され、昨年（2024年）は6月に「市長フォーラム2024」が日本都市センターで開催されました。その特別講演の依頼をいただき、「人間回

復のまちづくり~攻めのリハビリから、まちのリハビリへ~」を説明しました。介護予防に関心の高い市長さんは熱心に聞き入られ、「攻めのリハビリ」が必要にならないように、介護予防をどのように進めるのかに関心を持たれました。その答えが「筋肉革命95」なのです。しかし、「トレーニングマシンを導入すれば、勝手にやってくれるよ」と勘違いする市長さんもおられました。大切なのは、サコーメソッドを実践できるセラピストやインストラクターが健康や身体づくり、そして認知症予防をサポートする環境を整備することなのです。

全国の地方自治体ベースで、50歳を越えたら、希望する市民に、筋力、体力、関節可動域、バランスを評価した上で、サコーメソッドによる筋肉増強プログラムを推進すればいいのです。早速、令和7年度から開始する地方自治体も出てきました。50歳を越えたら、何歳から開始してもかまいません。60歳、70歳、75歳、80歳といろいろな節目があります。大丈夫です。90歳を越えてからでも、サコーメソッドを学んだセラピストやインストラクターが指導すれば、安全に筋肉量も筋力も向上します。当院では100歳以上の人も筋肉増強を行います。介護予防を希望する人は、何歳でも大丈夫です。地方自治体の担当者の皆さんもサコーメソッドを参考にして、その地域に合った筋肉増強プログラムを進めていただけると、嬉しいです。

非介護を保つプログラムは強制されません。自分が非介護を保ちたいと思わないと、開始できません。90歳を越えても、家族の迷惑になりたくない、介護されたくないという気持ちが大切です。好きに、気ままに暮らすために、楽しく暮らすために、筋肉増強プログラムを行いましょう。

もちろん、介助状態になれば、適切で最善の介護を受けるべきです。最善の介護を提供してくれる施設が自分の暮らす地域のどこにあるのかをしっかりと調べてください。日刊ゲンダイに毎週「正解のリハビリ、最善の介護」を連載していますので、参考になさってください。

生き甲斐、居場所、役割とは

人生100年時代になりました。65歳で定年しても、まだ35年間もあります。この35年間をどのように生きていくのかは、とても重要な問題です。定年退職後は自宅にこもり、やりたいことが見つからない人は、フレイル、サルコペニア、認知症の流れに乗ってしまい、80歳代で要介護となる傾向があります。しかし、現役の時から仕事以上にやりたいことがある人は、定年退職後もマイペースで人生を楽しめます。このような人は、フレイル、サルコペニア、認知症の流れには乗らずに、自分でやりたいことをやりつつ、筋肉量低下という落とし穴に気をつければ、自由、気ままな生活を継続できます。その1つの道標がサコーメソッドです。

定年後の高齢者の人生は、生き甲斐、居場所、役割の3要素の有無が大切になります。一方、専業主婦の女性は、定年後の御主人と自宅で一生籠って生活するのでは息が詰まってしまいます。このため、どちらかが屋外で活動する時間が必要です。趣味のない男性の多くは自宅にこもり、専業主婦であった女性は何らかの用事を見つけては外出して、友人との時間を楽しみます。ただ、女性は美味しいものへの食欲が抑えきれずに、徐々に体重が増えていきます。その結果、腰痛、肩こり、膝の疼痛が出てきて、外出が減ります。すると、糖尿病もでてきて、認知症が進行します。ここにも筋肉量低下という落とし穴があります。

私が生まれた1961年は平均寿命が68歳でした。そして、昭和の最後には78歳になり、現在は84歳になっています。このように平均寿命が延びたために、加齢とともに筋肉量が減り、フレイルとサルコペニアという概念が作られました。さらに、がんになる人が増えて、骨変性が起こり、認知症も増えたために、80歳代では要介護となってしまいます。夫婦で一緒に、骨変性と認知症を予防するために、筋肉強化対策が必要な時代になっているのです。

がんの予防は難しいといわれます。このため、早期発見、早期治療が重要です。しかし、夫婦でがんを予防したり、骨変性や認知症を予防する簡単な方法はあるのです。それが「筋肉革命95」なのです。夫婦で筋肉増強をする筋肉トレーニングを行うことで、ミューズ細胞などの多能性幹細胞やマイオカインを促進して、がん細胞の増殖をおさえる可能性が高まり、骨粗鬆症と骨・関節変性も予防し、生活習慣病を予防することで認知症を予防できるのです。

生き甲斐は参加する意識から

高齢者の生き甲斐とは何でしょうか。高齢社会白書によると、男性は「趣味やスポーツに熱中する時（49・0％）」が最も多く、次いで、「孫など家族との団らんの時（40・7％）」、「夫婦団らんの時（38・1％）」、「旅行の時（36・4％）」でした。さらに、「仕事の時」、「社会奉仕や地域活動の時」、「教養や勉強する時」にも生き甲斐を感じます。男性は自分の好きなことをして、家族と過ごすことに生き甲斐を感じるのです。家族のために一生懸命働いてきた世代は、仕事や社会奉仕などの社会参加を継続することがとても重要になります。

一方、女性の生き甲斐は「孫など家族との団らんの時（55・4％）」、「友人や知人と食事や雑談の時（50・9％）」、「美味しい食事の時（44・4％）」とシンプルでした。このため、現在の高齢者世代では、男性が奥さんの健康や筋肉増強を上手に促進する必要があります。しかし、今後の共働きの世代になると、高齢者夫婦の生き甲斐も変わるかもしれません。

心地よい場所が居場所

高齢者の居場所に関しては、約70％が「これまで住み続けた自宅」が一番いいと答えます。このため、ごみ屋敷も増えてしまうのです。ほかの居場所としては、公園や緑地、商業施設や娯楽文化施設、飲食店や喫茶店、親族や知人宅があがりました。すなわち、外出して他者と触れ合うことで生き甲斐につながるような「通いの場」を自分の地域に見つけることが大切になります。つまり、居場所とは、楽しい場所や心地よい場所であり、会いたい人がいる場所です。今までの「通いの場」は現実の建物や空間でした。リモート環境が進化して普通になった現代では、リモートで参加して交流できる「通いの場」も大切になります。しかし、ここにも筋肉量低下という落とし穴があるので、注意が必要です。

自立して家庭的役割を果たす

高齢者の役割に関しては、家族的と社会的、そして、精神的な3つの役割があります。高齢者の家族的役割としては、男性は定年後にいつまでも亭主関白ではいられません。また、女性は60歳を越えると、主婦として御主人を支えていた多くの気配りができなくなります。複数の事柄を同時に行う機能が低下するからです。このため、男性は定年後には家庭内で奥さんを頼らずに自立する努力が必須になります。奥さんに依存してはいけません。しかし、これが難しい現実があり、それが男性の弱さです。

一方、女性は子どもから情緒的に自立することが難しい現実があります。しかし、自立しなくてはなりません。そして、夫婦は仲良く、伴侶性を強化することが重要になります。そうすることで、奥さんが子離れや孫離れできない現実を救うことができます。これは男性の家庭的役割になります。長年連れ添ってくれた奥さんへの感謝の形が必要なのです。

社会的役割で孤立を防ぐ

次に、高齢者の社会的役割です。地域では定年前の職場の人間関係とは異なるため、男性は新しい自分像を再形成することが必要になります。その自分像を無理なく受け入れられれば、自分の居場所が見つかり、社会活動を前向きに行うことができます。そして、魅力的な地域や社会情報にも気づきます。しかし、新しい自分像を受け入れられない場合は、新しい役割を担うことができません。そうすると、社会からの孤立が生じてしまい、認知症へ向かうギアが上がります。

一方、女性は新しい情報を得ることや、自分たちの地域に貢献することに積極的です。このため、比較的簡単に順応できます。夫婦ともに、今まで担ってきた経験や専門性を社会や地域に役立てて、他人を幸せにすることが楽しいと感じることができれば、地域活動が楽しくなり、社会的役割も実感できます。そして、80歳でも希望する8割が就労できる社会を実現すると、認知症と虚弱は減少する可能性があります。その必要性は高まっています。

精神的役割は自尊心を保つこと

高齢者の精神的な問題としては、定年後に自分の役割が曖昧になったり喪失すると、自分の居場所がなくなって、生きる意味や価値がわからなくなります。そのため、自尊心が深く傷つきます。その結果、悲哀感や空虚感、無用感などの精神的症状が出てきて、食欲不振や頭痛などの身体的症状も生じます。特に、子ども世代から心ない言動を受けた時は、感情が不安定になり、自尊心がひどく低下します。そうです、高齢者は迅速に脱親性を獲得することが重要なのです。高齢者は子供世代から距離感を保つ努力をして、子供世代が困った時や依頼された時だけ、可能な範囲で精神的に助けていく役割があります。人は、ある程度の解決すべき課題やストレスが必要な生き物です。そして、それを乗り越えることで、生き甲斐や自信、楽しみを見つけながら、精神面を安定させることができるのです。

おわりに

人は60歳から心身の衰えを実感します。70歳で病気やけがで障害を持ち、80歳で認知症や高齢による虚弱で要介護となります。そこで、本書では、病気や認知症、そして、高齢による虚弱を予防して、80歳代でも就労できる身体づくり、95歳で非介護を実践するサコーメソッドを説明してきました。

サコーメソッドは何歳から始めても遅くありません。しかし、50歳を越えると、筋肉、骨、脳が萎縮するスイッチが入るので、50歳は「脳筋連関」の促進を開始する目安になります。そして、サコーメソッドを開始した日から、心身は徐々に向上し、「筋肉革命95」が実践できます。快適な人生を送る楽しみへの地道な積み重ねは、必ず結果がでます。さあ、80歳代まで就労できる身体を作りましょう。そして、95歳で非介護を実践しましょう。あきらめない力が大切です。その日本の姿とあきらめない力は世界の憧れになります。そして、それが日本の世界貢献の形になります。

本書の完成に協力していただいた日刊ゲンダイの寺田俊治社長、トレーニングモデルの中川ミコさん、そして、トレーニング撮影場所を提供していただいた介護老人保健施設「ライフサポートねりま」とスモールジム小手指店に感謝致します。さらに、最後まで読み終えていただいた読者の皆さんに心より感謝致します。本書がボロボロになるまで使いこんでいただけると幸せです。

酒向正春

脳卒中リハビリのエキスパート。愛媛大学医学部卒業後、1987年に脳卒中治療を専門とする脳神経外科医となる。20代30代は大学病院や総合病院の第一線で手術に明け暮れる日々を過ごし、2000年デンマーク国立オーフス大学の助教授時代に、脳が持つ自然回復力や脳科学とリハビリテーション医学の連携を学ぶ。病気の治療以上に人間回復させることが重要と考え、脳リハビリテーション医に転向する。2004年初台リハビリテーション病院で脳卒中診療科長、2012年に新設された世田谷記念病院にて副院長および回復期リハビリテーションセンター長を務める。できるだけ早い段階でリハビリテーション治療する「攻めのリハビリ」を推奨し、脳科学的診断に基づき確実な成果を上げている。また、ライフワークとして、高齢者や後遺症を持った人にもやさしいまちづくりの実現を目指し、「健康医療福祉都市構想」を提言。東京初台地区の「初台ヘルシーロード」や二子玉川地区の超高齢化社会に対応した都市整備にも尽力。

2017年4月1日に開院した大泉学園複合施設では、回復期リハビリテーションセンター「ねりま健育会病院」と介護老人保健施設「ライフサポートねりま」、通所リハビリテーション、訪問看護、訪問リハビリテーション、居宅介護支援事業所の機能を有し、病院長と老健管理者を務める。2016年4月より練馬区と連携した練馬健康医療福祉都市構想委員会を始動。

筋肉革命《きんにくかくめい》９５

何歳《なんさい》からでも実現《じつげん》できる
95歳《さい》で当《あ》たり前《まえ》に歩《ある》いて楽《たの》しむ人生《じんせい》を

2025年4月25日　第1刷発行

2025年7月18日　第5刷発行

著者　酒向正春《さこうまさはる》
発行者　寺田俊治
発行所　株式会社 日刊現代
東京都中央区新川1-3-17 新川三幸ビル
郵便番号 104-8007
電話 03-5244-9620
発売所　株式会社　講談社
東京都文京区音羽2丁目12-21
郵便番号 112-8001
電話 03-5395-5817
印刷所 / 製本所　中央精版印刷株式会社
装丁・本文デザイン　太田穣
トレーニング撮影　真野慎也（日刊現代）
校正　KPSプロダクツ

C0036

ISBN978-4-06-539655-1